健康管理概论

雷 铭◎主编

INTRODUCTION OF
HEALTH MANAGEMENT

北京·旅游教育出版社

责任编辑:果凤双

图书在版编目(CIP)数据

健康管理概论 / 雷铭主编. —北京 : 旅游教育出
版社,2016.8
ISBN 978-7-5637-3450-4

Ⅰ. ①健… Ⅱ. ①雷… Ⅲ. ①健康—卫生管理学—高
等学校—教材 Ⅳ. ①R19

中国版本图书馆 CIP 数据核字（2016）第 206555 号

健康管理概论

雷 铭 主 编

出版单位	旅游教育出版社
地　　址	北京市朝阳区定福庄南里 1 号
邮　　编	100024
发行电话	(010)65778403 65728372 65767462(传真)
本社网址	www.tepcb.com
E-mail	tepfx@ 163.com
排版单位	北京旅教文化传播有限公司
印刷单位	北京艺堂印刷有限公司
经销单位	新华书店
开　　本	710 毫米×1000 毫米　1/16
印　　张	12.25
字　　数	168 千字
版　　次	2016 年 8 月第 1 版
印　　次	2016 年 8 月第 1 次印刷
定　　价	39.00 元

（图书如有装订差错请与发行部联系）

　　本书受"2014 年专业建设——专业综合改革"项目（394014）和
"其他项目——促进人才培养"项目（391002）资助出版。

前　言

我国自 2000 年进入老龄化社会以来，养老与健康管理问题日趋严峻，截至 2014 年年底，我国 60 岁及以上人口数量已达到 2.1 亿人，预计 2025 年将突破 3 亿人。养老与健康日益成为关系国计民生的重要领域，加快发展养老服务业与健康服务业是全球老龄化社会的必然选择，也是提高民生福祉和发展经济的客观需要。2013 年 9 月，国务院先后发布《关于加快发展养老服务业的若干意见》（国发〔2013〕35 号）及《关于促进健康服务业发展的若干意见》（国发〔2013〕40 号），标志着养老与健康服务业作为现代服务业的新兴业态被正式纳入国家发展目标和规划。

然而，非医科高校目前还没有开设专门的养老与健康产业管理及相关专业，传统医科院校培养的以疾病治疗为主要出发点的健康管理人才，无法满足日趋多元的健康需求背景下服务模式创新和业态创新的需要。为此，本书以非医科院校的学生为对象，简要介绍健康管理的基本概念（第一章），慢性非传染性疾病的基本知识（第二章），健康管理的主要干预手段（第三章到第六章），健康管理的基本步骤（第七章到第十章），健康管理与健康体检（第十一章），健康保险中的应用（第十二章）和涉及的伦理问题（第十三章），以满足无医学基础学生及相关人员对健康管理知识的需求。

此外，中国旅游业的迅速发展和老龄人口的急剧增加，为我国酒店业的发展带来了新的机遇和挑战。酒店业的内涵（包括餐饮、康体、环境设计等）和外延（包括养老酒店、月子会所、健康主题酒店等）与健康服务产业密切相关，健康服务管理已经成为酒店管理专业发展的新方向和新的突破口。本书也用于酒店管理专业、旅游管理专业等相关学科健康管理课程的教学。

本书的撰写得到了北京第二外国语学院酒店管理学院全体教师的大力支持，但难免会有纰漏，真诚欢迎广大教师和学生在阅读和使用本书的过程中提出批评和建议。

雷　铭

2016 年 6 月

目 录
CONTENTS

第一章　健康管理概论

第一节　概述

一、健康管理的历史发展

（一）古代健康管理

健康管理的思想古已有之，从西方古希腊时代到我国春秋战国时期，朴素的健康管理思想已经萌芽。古希腊"医学之父"希波克拉底指出："能理解生命的人同样理解健康对人来说具有最高的价值。"《罗马大百科全书》记载，医学实践由三部分组成：通过生活方式治疗、通过药物治疗和通过手术治疗。生活方式治疗就是在营养、穿着和对身体的护理、锻炼和锻炼的时间长度、按摩和洗澡、睡眠、合理限度内的性生活等方面，提供健康方式的处方和建议。在我国浩瀚的中医学文献中也有许多关于健康管理的记载。2000多年前的《黄帝内经·素问》中"圣人不治已病治未病，不治已乱治未乱，此之谓也。夫病已成而后药之，乱已成而后治之，譬犹渴而穿井，斗而铸锥，不亦晚乎？"已经孕育着"预防为主"的健康管理思想。《吕氏春秋》所载"流水不腐、户枢不蠹，动也"就含有生命在于运动的哲理。我国传统中医养生十分重视饮食补益和锻炼健身防病，如《黄帝内经》指出："毒药攻邪，五谷为养，五果为助，五菜为充，气味合而服之，以补精益。"1800多年前的医学家华佗认为："动摇则骨气得消，血脉流通，病不得生，譬犹户枢，终不朽也。"而"上医治未病，中医治欲病，下医治已病"则与现代健康风险评估和控制的思路不谋而合。

（二）现代健康管理

现代健康管理的思路和实践最初出现在美国的保险业，随后英国、德国和日本等发达国家也积极效仿和实施健康管理。现代健康管理的出现是时代发展的需要，与生产力和人力资源观念的演变密切相关。前工业化时代，判断生产力的指标是劳动力，"我的人比你的人劳动更卖力"；工业化时代判断生产力的指标是机器，"我的机器比你的机器更大、更快、更有威力"；后工业化时代判断生产力的指标是员工的生产效率，"我的员工比你的员工更有创造力，更有工作效率"。今天，要提高生产力就必须关注员工的工作效率，相关研究员工的工作效率和健康密切相关。

美国的医疗系统是一个诊断和治疗的系统。美国人群中最不健康的1%的人口和患慢性病的19%的人口共用了70%的医疗卫生费用。最健康的80%的人口只用了10%的医疗费用。现代社会每个人都处在疾病的威胁之下。每个人都有可能成为最不健康的1%中的一员或患慢性病的19%中的一员。如果只关注疾病人群，只在"诊断和治疗"系统上投资，忽视各种健康风险因素对现在健康的80%人口的损害，疾病人群必将不断扩大，现有的医疗系统必将不堪重负。医疗保险业的管理者都明白一个事实，即少部分不合比例的人群用了大部分的医疗费用。鉴于此，以商业保险为主的美国保险公司出于经济目的，希望加入保险的人尽量保持较好的健康状况，尽可能少看病或看小病，于是主动对其客户开展一些健康教育、健康管理的服务；同时，在客户加入保险时，保险公司在确定对其征收的保险费用时需要开展健康风险的预测和评估（也称之为核保），这也直接促进了健康风险评估技术的发展。此外，从美国政府层面来说，人口老龄化和慢性病负担的不断加重，医疗费用的持续上升，都提高了美国政府开展健康管理的积极性。欧盟国家和日本的健康保险主要是政府和社会主导的保险，近年来，随着人口的老龄化和慢性病的疾病负担加重，医疗费用不断上涨，使这些国家的经济不堪重负，因此纷纷开始推动健康促进和健康管理，以期遏制不断增长的高昂的医疗费用。

（三）我国的健康管理

健康管理在我国从2000年之后开始兴起。如同其他学科和行业一样，健康管理在中国的兴起也是由于市场的需要。健康资源是推动中国近期经济发展的主要动力之一。然而，中国30多年的经济发展消耗和透支了大量的健康资源，能够支持中国可持续发展的健康资源已经所剩无几。我国人口老龄化起步晚，速度快，数量大，已经受到了"未富先老"的挑战。同时，在新传染病不断出现，已控制的传染病卷土重来的形式下，慢性疾病患病率迅速上升，慢性病相关危险因素的流行日益严重，国人的健康受到双重威胁。此外，自1998年我国改革公费、劳保医疗制度至今，我国社会医疗保险覆盖率大幅度下降，医疗费用急剧上涨，个人、集体和政府不堪重负。在此基础上，原国家卫生部职业技能鉴定指导中心于2005年组织健康管理及相关领域的专家启动了健康管理师职业资格的申报工作。同年，劳动和社会保障部批准将健康管理师列为国家新职业并同意将健康管理师纳入卫生行业特有国家职业。

总之，健康管理的兴起是由于市场的需要和人类知识的积累。老龄化及急性传染病和慢性病的双重负担及环境恶化导致医疗卫生需求不断增长。目前，我国出现医疗费用的持续上升、无法遏制和与健康相关的生产效率不断下降的局面，对我国经济发展构成了威胁和挑战。传统的以疾病为中心的诊治模式应对不了新的挑战，于是，以个体和群体健康为中心的健康管理模式在市场的呼唤下诞生了。

二、健康管理的基本概念

健康管理虽然在国际上出现已有30余年，但目前还没有一个公认和统一的定义。健康管理学在国际上还没有形成完整的学科体系，各国研究的重点领域及方向也不尽相同。目前，对健康管理的含义，存在着不同视角的理解，如从公共卫生角度出发，认为健康管理就是找出健康的危险因素，然后进行连续监测和有效控制；从预防保健角度出发，认为健康管理就是通过体检早期发现疾病，并做到早诊断及早治疗；从健康体检角度出发，认为健康管理是健康体检的延伸与扩展，健康体检和检后服务就等于健康管理；从疾病管理角度出发，认为健康管理说到底就是更加积极主动地筛查与及时诊治疾病。这些解释，无论是定义的表述还是概念、内涵的界定，均存在局限性，没有一个定义、概念能被广泛接受。

因为目前健康管理还没有一个公认的定义，要回答什么是健康管理，需要先把这个既时髦又陌生的名词做一解释。健康管理由"健康"和"管理"这两个词组合而成。首先解释"什么是健康"，再来解释"什么是管理"。这样，健康管理就比较容易理解了。

什么是健康？世界卫生组织（WHO）在1948年成立时在其宪章中给健康下

的定义是："健康是一种躯体、精神与社会和谐融合的完美状态，而不仅仅是没有疾病或身体虚弱。"具体来说，WHO 宪章定义中的健康包括躯体健康、精神健康、人与社会和谐的健康。WHO 宪章的定义体现了积极的和多维的健康观，是健康的最高目标。1986 年 WHO 参与主办的首届国际健康促进大会发布的《渥太华宪章》重新定义了健康："健康是每天生活的资源，并非生活的目标。健康是一种积极的概念，强调社会和个人的资源以及个人躯体的能力。"《渥太华宪章》还指出："良好的健康是社会、经济和个人发展的主要资源，生活质量的一个重要方面。"在这里，健康首次被定义为"资源"。要理解"健康是每天生活的资源"这一定义的重要性，有必要了解一下什么是资源。根据《辞海》解释，资源是："资财的来源，一般指天然的财源。"恩格斯认为："劳动和自然界在一起它才是一切财富的源泉，自然界为劳动提供材料，劳动把材料转变为财富。"英国经济学家蒙德尔将"资源"定义为"生产过程中所使用的投入"。可见，资源的来源及组成，不仅是自然资源，而且还包括人类劳动的社会、经济、技术等因素，包括人力、人才、智力（信息、知识）、健康等资源。可以说，资源是一切可被人类开发和利用的客观存在。资源一般可分为经济资源与非经济资源两大类。健康应该属于非经济资源。因为所有的资源都是有限的，资源需要管理。通过管理，可以最大限度地发挥资源的作用。

什么是管理呢？自 20 世纪初美国工程师泰罗和法国的法约尔等创立古典管理学以来，在近一个世纪里，学术界关于管理的概念层出不穷。20 世纪 80 年代以来西方影响最大的管理学教科书的作者罗宾斯认为管理是"一个协调工作活动的过程，以便能够有效率和有效果地同别人或通过别人实现组织的目标"。美国学者卡斯特认为管理就是计划、组织、控制等活动的过程。中国学者徐国华、赵平认为管理是通过计划、组织、控制、激励和领导等环节来协调人力、物力和财务资源，以期更好地达成组织目标的过程。可以说，管理就是通过计划、组织、指挥、协调和控制达到资源使用的最优化，目标是能在最合适的时间里把最合适的东西用在最合适的地方发挥最合适的作用。具体来说，管理包括制定战略计划和目标、管理资源、使用完成目标所需要的人力和财务资本及衡量结果的组织过程。管理还包括记录和储存为供以后使用和为组织内其他人使用的事实和信息的过程。因此，管理是一个过程，实质上是一种手段，是人们为了实现一定的目标而采取的手段和过程。应该指出的是，相当多的人一直将所谓管理者等同于掌控一定权力的领导者，我国老百姓习惯称为"官"，认为管理就是控制，就是"管人"，这是错误的，管理和我国历史上"官"无所不管的传统有关。事实上，现代意义上的管理更多的是计划、组织、协调。控制主要指的是过程和质量控制，而不是权力对人的控制。现代管理无处不在，并不是领导者的专利，人人都是管理者；管理也不仅仅局限于政府和商业机构，非营利性机构和其他社会组织同样需要管理。类似的，健康也需要管理。

健康管理的实质就是管理健康。健康管理是以现代健康概念和中医"治未病"思想为指导，运用医学、管理学等相关学科的理论、技术和方法，对个体或群体健康状况及其影响健康的危险因素进行全面连续的监测、分析和评估，提供健康咨询和指导，并对危险因素进行干预和管理的全过程，最终目标是促进人人健康。简单来说，健康管理是以人的健康为中心，长期连续、周而复始地进行"全人""全程""全方位"的健康服务。健康管理有三部曲：①解和掌握你的健康，即健康状况的监测和信息收集；②关心和评价你的健康，即健康风险的评估和健康评价；③改善和促进你的健康，及健康危险因素的干预和健康促进。健康管理以最优化的资源投入获取最大的健康效益。落实到健康管理的操作流程，体检是前提，评估是手段，干预是关键，促进是目的。

三、健康管理的科学基础

健康管理的科学性建立在慢性病的两个特点上：健康与疾病之间的动态关系和健康危险因素的可干预性。首先，健康和疾病的动态平衡关系及疾病的发生、发展过程及预防医学的干预策略是健康管理的重要科学基础之一（见图1-1）。一般来说，个体从健康到疾病的过程是从处于低危险状态到高危险状态，再到发生早期改变，出现临床症状。在疾病被诊断之前，往往有一个时间过程。急性传染病，这个过程可以很短；慢性病，这个过程可以很长，往往需要几年甚至十几年，乃至几十年的时间，期间的变化多数并不被轻易察觉，各阶段之间也并无截然的界限。在被诊断为疾病之前，进行有针对性的预防干预，有可能成功地阻断、延缓甚至逆转疾病的发生和发展进程，从而实现维护健康的目的。

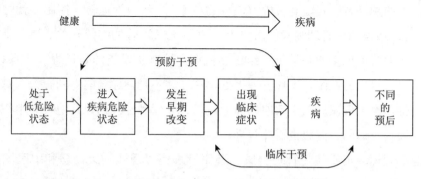

图 1-1　疾病的发生、发展及干预策略

其次，在慢性病的危险因素中，大部分是可以干预的，属于可以改变的因素，这为健康风险的控制提供了第二个重要基础。中国居民慢性病的主要危险因素有不健康的饮食（能量、脂肪和食盐的过度摄入）、体力活动的减少、长期的精神紧张和心理压力及吸烟、过量饮酒。在这些危险因素的背后，是复杂的社会、文化、经济、环境和个人原因。不少学者强调营养、体力活动和烟酒，但是精神和心理因素也是国人慢性病高发的主要危险因素（见图 1-2）。

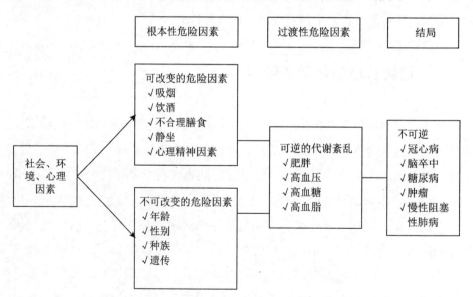

图 1-2　常见慢性病及其危险因素之间的内在关系

现代中国人是世界上生活得比较累、比较辛苦的，工作时间长、收入低、物价高（我国城市的水果、面粉、猪肉、衣料等日用消费品的价格和美国基本相等，但美国的工资水平是我们5~10倍，而中国销售的一些奢侈品的价格是美国的2倍左右）、社会保障少，无论儿童、青少年和成人，都面临着诸多压力。儿童、青少年面对学习、升学和就业压力，成人有生活压力、工作压力、住房压力、交通压力等及由于贫富差距而引发的心理不平衡。由此而导致的睡眠障碍、抑郁、焦虑、强迫等心因性疾患近年来也不断上升。紧张的生活和工作节奏、狭窄的空间以及较低的健康意识导致体力活动减少（人们没有时间、空间去锻炼身体）。飞速增长的私家车加上体力活动的不足和空气污染，饮食不合理（原因主要是传统的高盐习惯、动物性食品和脂肪摄入量过高）以及快餐的流行、营养知识的缺乏等，大量的吸烟、饮酒，上述危险因素导致肥胖、高血压、血脂异常等的患病率均上升了20%~30%。这些疾病若进一步发展则为冠心病、脑卒中、糖尿病和恶性肿瘤等。世界卫生组织指出，高血压、高血脂、超重及肥胖、缺乏体力劳动、蔬菜及水果摄入量不足以及吸烟，是引起慢性病的重要危险因素。这些危险因素引起的慢性病目前难以治愈，但这些危险因素却是可以预防和控制的，这就是健康管理的第二个科学基础。

四、健康管理的基本步骤

一般来说，健康管理有以下三个基本步骤，即了解健康，评估健康风险，计划、干预并管理健康。

第一步是了解健康，通过问卷和健康体检收集健康信息，从中找出影响健康的危险因素。具体说就是收集服务对象的个人健康信息，包括个人一般情况（性别、年龄等），目前健康状况和疾病家族史，生活方式（膳食、体力活动、吸烟、饮酒等），体格检查（身高、体重、血压等）和血、尿实验室检查（血常规、尿常规、血脂、血糖等），超声波检查，心电图，胸部X光片等。

第二步是进行健康及疾病风险性评估，即根据所收集的个人健康信息，对个人的目前健康状况开展评估（健康状况的好坏，存在哪些健康危险因素或不健康的生活习惯），同时对未来患病或死亡的危险性用数学模型进行预测。主要目的是帮助个体综合认识健康风险，鼓励和帮助人们纠正不健康的行为和习惯，制定个性化的健康干预措施并对其效果进行评估。

危险因素的评估是健康管理三大内容（危险因素的识别、评估和干预）之一。人们在日常生活中面临着许多危险因素，或者说人体的健康或疾病的发生受多种危险因素的影响，如生活方式/行为、心理状况、自然环境和社会环境、家族遗传等，但我们需要对这些危险因素的危害程度、与疾病的关联强度进行评估，以便找出主要的危险因素，发现主要问题以及可能发生的主要疾病，给予干预和管理，达到预防疾病、提高健康水平的目的。这个过程称为危险因素的评估，一般也称健康风险评估。如冠心病有许多危险因素，但主要是高血压、吸烟和高胆固醇血症。此外，根据个人的主要危险因素对该个体未来患某种疾病的风险进行预测和评估，称为疾病风险预测或评估。

第三步是开展健康咨询与指导，并且有计划地干预、管理健康。在前两部分的基础上，以多种形式帮助个体采取行动，纠正不良的生活方式和习惯，控制健康危险因素，实现个人健康管理计划的目标。与一般健康教育和健康促进不同的是，健康管理过程中的健康干预是个性化的，即根据个体的健康危险因素，由健康管理师进行个体指导，设定个体目标，并动态追踪效果。

健康管理的这三个步骤可以通过互联网服务平台及相应计算机来帮助实施，也可通过手机等现代通信手段来互动。健康管理是一个长期的、连续不断的、周而复始的过程，即在实施健康干预措施一定时间后，需要评价效果、调整计划和干预措施。只有周而复始长期坚持，才能达到健康管理的预期效果。

第二节　健康管理的基本策略

慢性病的发生、发展，存在从正常健康人到低危人群、高危人群（亚临床状态）、患病、并发症的自然规律。从任何一个阶段实施干预，都将产生明显的健康效果，干预越早，效果越好。健康管理工作者所面对的可以是没有疾病的健康人，但这些人可能有一些不健康的生活习惯；更多的对象是亚临床状态的人，即所谓的高危人群，有一项或几项（血压、血脂或血糖）指标异常，但还没有明确的、可诊断的疾病；也可能面对的是患者，已经有明确诊断的疾病，如糖尿病或冠心病等。临床医生是用临床手段开展诊断和治疗，而健康管理工作者是用非临床的手段，对一般人、高危人群或患者进行健康评估和健康管理，主要是生活方式管理，干预和管理饮食、运动以及心理；对于患者来说，健康管理应该将就医和治疗纳入管理，同时管理生活方式，配合和辅助临床治疗，提高患者的依从性，加强治疗效果。后面一项内容也称为疾病管理。因此，健康管理的基本策略，根据对象分为生活方式管理和疾病管理（见图1-3）。

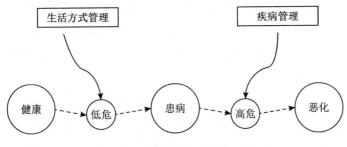

图1-3　健康管理的基本策略

一、生活方式管理

生活方式管理是健康管理策略的基本组成部分。由于健康管理的理念传入我国的时间较短，健康管理的实践也只有几年的时间，加上大部分从事健康管理的专业人员是临床医生或护士出身，习惯于药物或手术等临床干预，因此对生活方式管理、生活习惯干预的重要性认识不足。有些人虽然认识到它的重要性，但缺乏生活方式管理的技能和有效手段。在实践中，常用于促进人们改变生活方式的方法主要有四种。

（1）教育：传递知识，确立态度，改变行为。

（2）激励：通过正面强化、反面强化、反馈促进、惩罚等措施进行行为矫正。

（3）训练：通过一系列的参与式训练与体验，培训个体掌握行为矫正的技术。

（4）营销：利用社会营销的技术推广健康行为，营造健康的大环境，促进个体改变不健康的行为。

单独应用或联合应用这些方法，可以帮助人们朝着有利于健康的方向改变生活方式。实践证明，行为改变绝非易事，改变形成的习惯并终生坚持是健康行为管理的终极目标。在此过程中，亲朋好友、社区等社会支持系统的帮助非常重要，可以在传播信息、采取行动方面提供有利的环境和条件。

在实际应用中，生活方式管理可以以多种不同的形式出现，也可以融入到健康管理的其他策略中去。例如，生活方式管理可以纳入疾病管理项目中，用于减少疾病的发生，或降低疾病的损害；可以在需求管理项目中出现，帮助人们更好地选择食物，提醒人们进行预防性的医学检查等。不管应用了什么样的方法和技术，生活方式管理的目的都是相同的，即通过选择健康的生活方式，减少疾病的危险因素，预防疾病或伤害的发生。

慢性病的发病既受遗传因素的影响，又与个人的生活方式有关，是由多个遗传基因和多种不健康生活方式长期相互作用所引起的。其中个人的生活方式起主要作用。因此，在种族、遗传因素无法改变的情况下，建立健康的生活方式是慢性病预防与健康管理的唯一有效的手段。

生活方式与习惯对健康或疾病的影响，不仅体现在高血压、肥胖、糖尿病等慢性病上，而且大部分与肿瘤发生有密切关系，如吸烟与肺癌，饮食因素与结肠癌，性生活与子宫颈癌等。虽然在肿瘤的发生过程中，个体的遗传因素比生活方式有着更复杂、偶然、特异的关系，但生活方式仍然显示出与其有着密切的联系。所以，建立健康的生活方式对于预防肿瘤也有很重要的意义。

冠心病、脑卒中、糖尿病、慢性呼吸系统疾病等常见慢性病及肿瘤虽然有各自的特异、重点危险因素，但也有很多共同的东西，这些疾病都与吸烟、过量饮酒、不健康饮食、运动和体力活动不足、长期过劳、精神紧张或心情郁闷等有关。因此，对以上因素的管理是慢性病预防与健康管理的基本内容。

广义的健康管理是全过程的管理，既包括对健康人群、高危人群、疾病早期或/和轻度患者（如轻度的高血压或血脂异常患者）的管理，也包括对中度及有合并症患者的管理。在这个过程中，始终贯穿着一个共同的理念是：将管理学的理念运用于健康监测、健康维护、疾病预防和疾病治疗，即有计划、有目标地开展这四项工作，并定期监测，评估其效果，不断修正，完善健康管理措施。

在上述健康管理的过程中，对生活方式的管理是贯穿始终的基本方法。对于健康人群和低危人群，我们提倡以生活方式的管理为唯一方法。对于疾病早期或/和轻度患者，主张首先通过生活方式干预来改善患者的健康状况，经过一定期间的生活方式干预，如患者的指标（如血压或血脂）仍无明显改善的，应该增加药物干预，但即使采用了药物治疗，仍然不可轻视、放松对生活方式的管理。因为健康的生活习惯，如合理的饮食、运动和心身的休养本身能加强并巩固药物治疗效果，一旦患者的指标稳定地恢复正常，可以逐渐减少药物剂量，最终停药而以生活方式干预来维持。对于中度以及有合并症患者，我们也提倡在进行药物等临床治疗的同时，积极开展生活方式干预以配合治疗，加强、巩固临床干预效果。建立健康的生活方式是一件说起来容易、做起来艰难并且痛苦的事，尤其在开始的阶段，改变自己长期养成的生活习惯，意味着许多生活乐趣的丧失，如戒烟、限酒。因此，要运用具有可操作性的生活方式改变手段，在改变的程度上要循序渐进，不能急于求成。

二、疾病管理

疾病管理是健康管理的又一主要策略，其发展历史较长，美国疾病管理协会对疾病管理的定义是："有效地控制某些疾病需要患者有较强的自我管理能力，疾病管理则是针对这些疾病人群实施协调性干预与信息交流的系统。它强调患者自我保健的重要性。疾病管理支撑医患关系和保健计划，强调运用循证医学和增强个人能力的策略来预防疾病的恶化，它以持续性地改善个体或群体健康为基准，评估临床、人文和经济方面的效果。"

该协会进一步表示，疾病管理必须包含人群识别、循证医学的指导、医生与服务提供者协调运作、患者自我管理教育、过程与结果的预测和管理及定期的报告和反馈。由此可以看出，疾病管理具有 3 个主要特点：

（1）目标人群是患有特定疾病的个体，如糖尿病管理项目的管理对象为已诊断患有 1 型或 2 型糖尿病的患者。

（2）不以单个病例和/或其单次就诊事件为中心，而关注个体或群体连续的健康状况与生活质量，这也是疾病管理与传统的单个病例管理的区别。

（3）医疗卫生服务及干预措施的综合协调至关重要。疾病本身使得疾病管理关注健康状况的持续性改善过程，而大多数国家卫生服务系统的多样性与复杂性，使得协调来自于多个服务提供者的医疗卫生服务及干预措施的一致性与有效性特别艰难。然而，正因为协调难，才显示出了疾病管理协调的重要性。

第三节　健康管理的现状和展望

一、健康管理在中国的需求

中国对健康管理人才的需求迫切且巨大，具体体现在如下几点：

（一）人口的老龄化

人口老龄化是全世界需要面对的共同问题。联合国人口发展基金会统计数据显示，截至 2012 年，全世界 60 岁以上人口占总人口的 11%，预计到 2050 年将接近 20%。全球老龄化程度最为严重的日本、意大利、德国、芬兰等国，为应对老龄化社会对特定专业人才的大量需求，都致力于在不同层级的教育机构建立全面完善的人才培养体系。我国自 2000 年进入老龄化社会以来，形势也日趋严峻，截至 2014 年年底，我国 60 岁及以上人口数量已达到 2.1 亿人，养老与健康日益成为关系国计民生的重要领域。

（二）新时期重点培育和促进健康管理产业发展的需要

加快发展养老服务业与健康服务业是全球老龄化社会的必然选择，也是提高民生福祉和发展经济的客观需要。在世界发达国家和地区，养老与健康服务业已成为现代服务业的重要组成部分，产生了巨大的社会效益和经济效益，例如美国健康服务业规模占国内生产总值比例超过 17%，其他 OECD 国家一般也达到 10% 左右。比较而言，我国的养老与健康服务产业发展潜力和空间巨大。

2013 年 9 月，国务院先后发布了《关于加快发展养老服务业的若干意见》和《关于促进健康服务业发展的若干意见》，标志着养老与健康服务业作为现代服务业的新兴业态被正式纳入国家发展目标和规划，"到 2020 年，我国健康服务业总规模将达到 8 万亿元以上"的宏伟目标受到各级政府、学术界、产业界和广大民众的高度重视和普遍关注。两年多来，国务院相关部门又相继出台了一系列促进养老与健康服务业发展的配套政策和举措。养老与健康服务产业发展势头良好，发展潜力巨大，发展后劲十足。如此巨大的产业规模预期，同时也为健康管理人才的培养提出了更高要求。

（三）符合现阶段老龄化社会及健康管理需求旺盛对人才的需要

从人口规模来看，2010 年第六次人口普查数据显示，京津冀地区常住人口受基数大和惯性增长影响，总数已超过 1 亿人；同时由于北京和天津是流动人口的主要吸纳地，未来流动人口还将进一步增加。据预测，2020 年以前京津冀地区总人口将始终处在持续增长状态。从老龄化程度来看，2010 年京津冀地区 65 岁及以上老人的比重已经达到 8.36%，伴随着"十二五"时期第一个老年人口增长高峰的到来，在未来数年乃至数十年，京津冀将始终处于人口老龄化急剧加速和迅速发展的阶段。从健康管理需求来看，近年来健康管理消费快速释放，并呈现出多层次、多样化的特点。人民群众对健康服务的需求正在从传统的疾病治疗转为更加重视疾病预防和保健，追求健康的生活方式，对健康体检、健康咨询、健康养老、体育健身、养生美容以及健康旅游等新兴健康管理的需求都在快速增加。

然而，我国健康管理业却处于刚刚起步阶段。第一，产业规模小，服务供给不足，服务体系不完善，监管机制不健全，开放程度偏低，观念相对滞后，专业服务人才短缺，供给不足与资源浪费现象并存。第二，我国高校现有健康管理专业大多存在于具有浓厚医学护理背景的医科类院校，重医疗知识轻服务理念，重护理技能轻服务技能，学生在校期间较少接触健康管理类课程，难以适应新时期打造"覆盖全生命周期、内涵丰富、结构合理的健康服务业体系"的需要。

（四）符合酒店管理专业向养老与健康服务管理专业教育拓展的需要

国际上，知名酒店管理学院都以"School of Hospitality Management"命名，进而表现出酒店管理学院人才培养范围的外延可以扩展到"接待服务业+N"的诸多领域，如"接待服务业+度假"，"接待服务业+医疗"，"接待服务业+休闲"等。原因在于酒店业是最先进的服务生产力的代表，传统酒店产业积累沉淀下来的理论体系和管理智慧可以运用到诸多"以'人'为服务对象"的类似产业中去。毋庸置疑，以维护和促进人民群众身心健康，提高国民生活品质和幸福感为目标的健康管理产业是酒店管理教学的重要领域。

在我国，随着养老与健康服务业开始发展并逐渐深入，更多与传统酒店业和旅游业跨界融合发展的新业态不断涌现，如养老酒店、医疗酒店、养生会所、疗养度假、康复休养等，但传统医科和护理院校培养的以疾病治疗为主要出发点的健康管理与养老护理人才，无法满足这些新兴业态对服务创新和制度创新的需要，复合型、交叉型人才的匮乏严重制约了养老与健康服务业的发展，进而也在一定程度上影响着我国全面建设小康社会的进程。

二、健康管理在中国的发展及现状

（一）健康管理产业市场需求巨大

尽管在 20 世纪 60 年代就有医生采用健康危险评估（HRA）的手段来指导患者进行自我保健，但是健康管理作为一门学科及行业是最近 20~30 年才兴起的，由于人寿命的延长和慢性疾病发病率的提高及由此而造成的医疗费用大幅度持续上升，使得寻求控制医疗费用并保证个人健康利益的需求推动了健康管理的发展。

近年来，随着中国改革开放与经济的快速发展，社会结构、经济结构以及人们的生活方式都发生了一系列的变化。人们的健康意识，特别是城镇居民的健康意识正在发生着巨大的变化。健康的消费需求已由简单、单一的临床治疗型，向疾病预防型、保健型和健康促进型转变。患者群体、保健群体、健康促进群体、特殊健康消费群体和高端健康消费群体逐步形成。预防性医疗服务及体检市场的兴起、健康保险及社保的需求、人们对健康维护服务的需求、医疗市场分化的结果，使得健康群体受到越来越多的关注，也催生了健康管理在国内的诞生。以人的"个性化健康需求"为目标，系统、完整、全程、连续、终身解决个人健康问题的健康管理服务，在中国有着巨大的需求及潜力，也正在并逐步吸引着越来越多的投资，产业发展前景远大。

（二）理念先进，学术理论与技术研究相对滞后

自从 2001 年国内第一家健康管理公司注册至今，健康管理走过了艰难而重要的 15 年。其先进的理念，对国内健康服务的全新视角和理解，逐步获得了社会的认可和追捧。从 2006 年开始，可以明显地看到，以健康管理为主题的各类会议、论坛、培训在增多；同时，以"健康管理"命名的公司也在增多。但是必须看到的是，目前国内在健康评估、健康维护、健康产品、服务模式、运行模式、服务范围上都与国际水平存在着一定的差距。我国在健康管理学术理论和技术研究方面还有许多工作要做。

（三）专业人才匮乏

健康管理是一门综合性的交叉学科，涉及预防医学、临床医学、社会科学等领域，其中，循证医学、流行病学、生物统计学、生物信息学、健康促进学（包括心理学、社会学、行为科学等）、运动学和营养学都是与健康管理密切相关的重要学科。国内目前仅有两家院校（浙江林学院、重庆城市职业管理学院）设有休闲与健康促进和健康管理方向专业，且是一边干一边学。浙江林学院健康管理系是中国最早成立的健康管理行业本科教育机构之一，2005 年在旅游专业设立了健康方向；2006 年建立旅游管理（休闲与健康促进）专业；2008 年批准以公共事业管理（健康管理方向）专业招生，年招生规模 60 人。

2005 年，卫生部职业技能鉴定指导中心组织健康管理及相关领域的专家启动了健康管理师国家职业资格的申报工作。同年 8 月，劳动和社会保障部批准健康管理师列为国家新职业。同年 11 月，决定健康管理师为卫生行业特有国家职业。卫生部职业技能鉴定指导中心作为唯一的管理部门，全面负责健康管理师国家职业标准、教材及试题库等的开发工作，并承担该职业国家职业资格的鉴定考核工作。这标志着我国健康管理专业人员的培养正逐步走向正轨，有望缓解专业人才的紧缺状况，促进健康管理行业的持续、稳定发展。

第二章　常见慢性非传染性疾病

慢性非传染性疾病，也称慢病、慢性病，是指一类病程漫长、无传染性、不能自愈、目前也几乎不能被治愈的疾病，其主要特点包括：①病因复杂，其发病与不良行为密切相关；②潜伏期长，没有明确的患病时间；③病程长，随着疾病的发展，表现为功能进行性受损或失能；④很难彻底治愈，表现为不可逆性。慢性非传染性疾病主要为心血管疾病、恶性肿瘤、糖尿病、慢性阻塞性肺病、精神心理疾病等，是健康管理的核心内容。

根据《中国居民营养与慢性病状况报告（2015 年）》发布的内容，一是关于重点慢性病患病情况。2012 年全国 18 岁及以上成人高血压患病率为 25.2%，糖尿病患病率为 9.7%，与 2002 年相比，患病率呈上升趋势。40 岁及以上人群慢性阻塞性肺病患病率为 9.9%。根据 2013 年全国肿瘤登记结果分析，我国癌症发病率为 235/10 万，肺癌和乳腺癌分别位居男性、女性发病首位。10 年来我国癌症发病率呈上升趋势。

二是关于重点慢性病死亡情况。2012 年全国居民慢性病死亡率为 533/10 万，占总死亡人数的 86.6%。心脑血管病、癌症和慢性呼吸系统疾病为主要死因，占总死亡人数的 79.4%，其中心脑血管病死亡率为 271.8/10 万，癌症死亡率为 144.3/10 万（前五位分别是肺癌、肝癌、胃癌、食道癌、结直肠癌），慢性呼吸系统疾病死亡率为 68/10 万。经过标化处理后，除冠心病、肺癌等少数疾病死亡率有所上升外，多数慢性病死亡率呈下降趋势。

三是关于慢性病危险因素情况。我国现有吸烟人数超过 3 亿人，15 岁以上人群吸烟率为 28.1%，其中男性吸烟率高达 52.9%，非吸烟者中暴露于二手烟的比例为 2.4%。2012 年全国 18 岁及以上成人的人均年酒精摄入量为 3 升，饮酒者中有害饮酒率为 9.3%，其中男性为 11.1%。成人经常锻炼率为 18.7%。吸烟、过量饮酒、身体活动不足和高盐、高脂等不健康饮食是慢性病发生、发展的主要行为危险因素。经济社会快速发展和社会转型给人们带来的工作、生活压力，对健康造成的影响也不容忽视。

慢性病的患病、死亡与经济、社会、人口、行为、环境等因素密切相关。一方面，随着人们生活质量和保健水平不断提高，人均预期寿命不断增长，老年人口数量不断增加，我国慢性病患者的基数也在不断扩大；另一方面，随着医药卫生体制改革的不断推进，城乡居民对医疗卫生服务需求不断增长，公共卫生和医疗服务水平不断提升，慢性病患者的生存期也在不断延长。慢性病患病率的上升和死亡率的下降，反映了国家社会经济条件和医疗卫生水平的发展，是国民生活水平提高和寿命延长的必然结果。当然，我们也应该清醒地认识到个人不健康的生活方式对慢性病发病所带来的影响，综合考虑人口老龄化等社会因素和吸烟等危险因素现状及变化趋势，我国慢性病的总体防控形势依然严峻，防控工作仍面临着巨大挑战。对上述慢性病，本书将在相关章节详细叙述。

第一节　高血压

一、高血压的病因

高血压从病因上分为两种：一种是由其他疾病引起的、有明确起因的高血压，称为继发性高血压，如肾实质性高血压、肾血管性高血压、内分泌性高血压、血管性高血压、药物诱发性高血压等。另一种是没有明确特定的原因、由于遗传或环境因素（生活习惯）等综合原因所致的高血压，称为原发性高血压。原发性高血压占高血压患者总数的95%左右。近几十年的研究表明：高血压在遗传背景的基础上，加上不健康生活习惯的诱发而发病，生活习惯是其主要原因，即使有高血压的遗传背景，发病与否大部分取决于其生活习惯。国内外大规模的流行病学研究证明：高血压的病因，遗传因素的比重占30%~40%，生活习惯的比重占60%~70%。因此，高血压在很大程度上是一种可以预防的疾病，健康教育、健康管理对高血压的预防有非常重要的意义。

二、高血压的流行现状及危害

原发性高血压是慢性病中最常见、最具普遍性和代表性的疾病。由高血压而引起的心脑血管疾病在我国的疾病负担和死因顺位中均占首位。大量研究证明,高血压是引起心脑血管疾病最重要的危险因素,其并发症脑卒中、冠心病、心力衰竭、肾功能衰竭等疾患具有高度的致死率和致残率,严重危害人体健康。

根据2015年《中国居民营养与慢性病状况报告》发布的结果,我国18岁以上人群高血压患病率25.2%。随着人口的老龄化以及生活水平和膳食结构的改变,我国高血压患病率将呈持续上升趋势。高血压患病率在全世界各国均很高,一般来讲,发达国家较发展中国家高。但近年来一些经济和文化高度发达的国家,如日本,由于国民的健康教育、健康促进的普及与深入,高血压的患病率及脑卒中的死亡率有所下降。我国是高血压的高发国家,而且各地区有明显的差异,其规律是北部、西部高,东部和南方低。其原因有遗传和种族的差异,但更重要的可能与北方和少数民族地区居民饮食习惯有关,如口味偏咸,食盐摄入量较高,动物性食品摄入量较多,大量饮酒者比例较高等。城乡之间,过去城市高于农村,但近年来随着农村经济的发展,农民的行为和生活方式发生了很大的变化,而知识的相对缺乏和医疗卫生系统的相对不完善导致农村居民的高血压患病率呈快速上升趋势,局部地区的患病率已经高于城市地区。

高血压患病率随年龄的增长呈明显的上升趋势,但近年来年轻人群患病率的增加趋势比老年人更明显,高血压具有年轻化趋势。值得注意的是,幼年时血压偏高者,以后随年龄的增加,血压也增长得较高较快,说明决定血压的过程和转归的关键还在幼年,因此提示我们,预防高血压应该从幼年阶段开始。

性别分布上,在40岁以前高血压患病率一般为男性高于女性,更年期后则差别消失或女性高于男性,这可能与女性的更年期变化有关。北京的一项调查结果显示:北京高血压患病率为男性远高于女性;当两性的血压值水平相同时,男性的合并症程度比女性严重;同时还发现相同年龄的绝经女性的血压一般高于未绝经的女性,这说明妇女绝经期的内分泌失调也是引起血压升高的原因之一。

职业分布方面,多数调查结果显示:长期从事脑力劳动、工作繁重、精神高度紧张及体力活动少的人群高血压患病率高于体力劳动者,其中以脑力劳动为主的职业人群患病率最高。

三、高血压的危险因素及诊断

在种族、遗传因素无法改变的情况下，保持健康的生活方式是预防高血压唯一有效的手段。目前比较公认的导致高血压的生活方式有高盐饮食、肥胖、体力活动过少、过量饮酒、精神高度紧张等，所以高血压的预防及健康管理应针对上述危险因素而展开。

高血压诊断主要根据测量的血压值，采用经核准的水银柱或电子血压计，测量安静休息坐位时上臂肱动脉部位血压。必要时还应测量平卧位和站立位血压。高血压的诊断必须以未服用降压药物情况下 2 次或 2 次以上非同日多次血压测定所得的平均值为依据。一旦诊断为高血压，必须鉴别是原发性还是继发性。

高血压的诊断标准为收缩压 ≥140mmHg 和/或舒张压 ≥90mmHg（1mmHg = 0.133 kPa）。根据血压增高的水平，将高血压分为 1、2、3 级。当患者的收缩压和舒张压在不同类别时，诊断以高类别为准。表 2-1 为 2009 年我国高血压联盟颁布的高血压治疗指南中对血压水平的定义和分类标准。

表 2-1 血压水平的定义和分类标准

类别	收缩压（mmHg）	舒张压（mmHg）
正常血压	<120	<80
正常高值	120~139	80~89
高血压	≥140	≥90
1 级高血压（"轻度"）	141~159	91~99
2 级高血压（"中度"）	160~179	100~109
3 级高血压（"重度"）	≥180	≥110
单纯收缩期高血压	≥140	<90

四、高血压的健康管理

高血压的预后不仅与血压升高水平有关，而且与其他心血管危险因素的存在以及靶器官的损害程度有关。因此，从指导治疗和判断预后的角度，现在主张对高血压患者做心血管危险分层（见图2-1）。

其他危险因素、靶器官损害或伴随疾病	正常血压	正常血压高值	1级高血压	2级高血压	3级高血压
无危险因素	±	±	+	++	+++
1~2个危险因素	+	+	++	++	++++
大于等于3个危险因素、代谢综合征、靶器官损害或疾病	++	+++	+++	+++	++++
确诊的心血管和肾脏疾病	++++	++++	++++	++++	++++

注：（1）±：一般危险；+：低度危险；++：中度危险；+++：高底危险；++++：极高度危险。
（2）低、中、高度危险指高于一般危险的、患者10年内发生致死和非致死性心血管事件的危险。
（3）虚线表示高血压病应依总心血管危险水平而判定其严重程度。

图2-1　高血压的心血管危险分层

由于每个人的生活习惯和存在的问题都不一样，因此，慢性病的健康管理应强调个体化的原则；同时，生活习惯的矫正和改善，只有经过很长的时间才会体现出健康效应，所以，健康管理应重视连续的过程。查明每个个体的健康危险因素是健康管理的第一步。在开展社区居民的高血压预防及管理时，应首先收集每个个体的基本健康信息，主要包括：一般情况调查，年龄、性别、文化程度、经济收入、婚姻状况；现在健康状况、既往史、家族史，接受调查健康管理的个体在近期（近1~2个月）的自报健康状况；血压测量，社区居民定期测量血压是高血压预防的第一步；身高、体重、腰围的测量；生活习惯调查，包括吸烟与饮酒的习惯、身体活动状况、饮食习惯及营养调查；血脂、血糖检查等。详细的基本健康信息有助于健康管理的后续进行。

收集到基本资料后应对其进行分析，对生活习惯进行评估，发现主要的危险因素，开展危险度分层，或进行心血管疾病综合风险评估与预测。对生活习惯评估中发现的主要问题，要开展相应的指导，即根据上述高血压主要危险因素进行，但不同个体和次序各异，重点不一样。最后根据心脑血管疾病绝对风险预测与评估结合年龄、性别、BMI，对血压、血脂、血糖的检查结果，进行心血管疾病综合风险评估。

五、高血压的治疗

原发性高血压目前尚无根治的方法，但降压治疗对减少高血压给患者带来致死、致残并发症的显著成效奠定了其临床地位。除了通过药物的摄入降低患者血压外，进行科学持久的健康干预管理是最彻底有效的办法。

健康干预可从以下几个方面进行。

（1）限制钠盐摄入量。流行病学证明钠盐摄入量和血压水平显著相关，钠盐摄入过多时，主要通过提高血容量使血压升高，但钠盐的摄入量对血压的影响有明显的个体差异，对部分个体来说，减盐的降压效果不明显，这个问题在健康教育和健康干预中应该注意。

（2）增加新鲜蔬菜、瓜果的摄入，补充钾、镁离子。最近美国的大规模随机对照试验表明，富含蔬菜水果的饮食有明显的降压作用，在限制钠盐的同时，适量增加钾和镁的摄入量，能促进肾排钠，减少钠水在体内潴留，起到预防和降低血压的作用；但对于高血压伴肾功能障碍者，大量摄入蔬菜水果可能引起高钾血症，应予以注意；此外，水果蔬菜的大量摄入还可能引起摄入能量（糖分）的增加，糖尿病患者也应该注意。

（3）限制饮酒及戒酒。饮酒量和血压的关系比较复杂，适度的饮酒可减少高血压和心脑血管疾病的发生，但大量饮酒者高血压的发病率大约是非饮酒者的5倍，而且大量饮酒还可减弱降压药的降压效果，因此避免长期大量饮酒是预防高血压的有效措施，一般建议将饮酒量控制在每日 30 ml。

（4）减轻体重。提倡购买体重计，养成经常测量体重的习惯，这样更能敏感意识到体重的增加。关于减肥的速度，合理的减肥应该控制在每月 1~2 kg 为宜；适度的体力活动和体育运动，特别是适当的、有规律的体育锻炼可增加热量的消耗，减少体内脂肪蓄积，使体重降低，缓解精神紧张，降低高血压发生的概率，改善心血管系统的功能状态。这里要强调的是，体力活动或运动要不拘形式，任何引起体力消耗的活动均有健康效应，其中有氧运动对改善机体代谢功能和降低血压的作用更好。

（5）戒烟。吸烟对血压虽然没有直接影响，但吸烟是诱发心血管疾病的三大危险因素之一，因此提倡全人群不吸烟、戒烟，减少被动吸烟，并重视从小学生开始进行吸烟对健康的危害的教育。

（6）保持良好的心理状态。人的心理状态和情绪与血压水平密切相关，紧张的生活和工作节奏，长期焦虑、烦恼等不良情绪及生活的无规律，容易引发高血压。

为有效控制血压、减少或延缓并发症的发生，评估治疗效果并调整治疗方案，监测血压及其他危险因素的变化，应定期对高血压患者进行随访和评估，随访管理的主要内容有：血压动态变化情况；生活方式改变情况；药物治疗情况；督促患者定期进行相关化验检查。健康管理是长期、持续的管理过程，在开展生活方式指导后的一定期间，应对其实际效果进行评估，一般以两个月为宜。要强调的是，即使被管理者仅有较小的改善，也要充分给予肯定、鼓励，以便被管理者坚持下去，达到较好的效果。

第二节　糖尿病

糖尿病是由于胰岛素分泌不足或（和）胰岛素敏感性降低引起的以高血糖为主要特点的全身性代谢紊乱性疾病。在糖尿病状态下，平时以葡萄糖为基本能源的全身肌肉组织、脂肪组织和肝对葡萄糖的利用与处理发生障碍，导致血糖浓度增高。长期的高血糖损害血管系统，导致心脑血管疾病的风险增加，并引起神经病变、肾病和视网膜病等一系列病变。临床上把糖尿病分为 4 型，其中 2 型糖尿病占糖尿病患者的 95%，是慢性病预防与健康管理的重点之一。2 型糖尿病没有特定的病因，由遗传和不良生活习惯相互作用引起，其中生活习惯起着主要的作用。因此，2 型糖尿病可通过生活方式管理预防及改善。

一、糖尿病流行现状

根据 2015 年《中国居民营养与慢性病状况报告》和 2010 年"中国糖尿病和代谢综合征研究组"关于我国糖尿病患病率调查等研究调查的结果显示，我国18 岁以上人群糖尿病患病率为 9.7%，且城市糖尿病患病率明显高于农村。虽然目前糖尿病的患病率并不是很高，但同期调查的空腹血糖受损率、超重率以及肥胖率都不低，考虑到这三者将来发展成糖尿病的可能性很大，10~15年之后，我国可能出现一个糖尿病的发病高峰。糖尿病患病率在中青年人群中的增长更加迅猛，且糖尿病的发生与体重之间有着显著的正相关关系。因此，必须从现在开始积极开展预防糖尿病的健康教育和健康管理。

二、糖尿病的危险因素及诊断

糖尿病的典型症状是"三多一少"，即多尿、多饮、多食及消瘦和乏力。多尿是血糖升高超过肾糖阈值，大量葡萄糖由肾排出，带走大量液体而引起。多食是大量葡萄糖自体内排出，造成体内能源物质缺乏，使患者感到饥饿。同时，由于脂肪、肌肉的分解及失水等现象，使患者消瘦、感到乏力。1999年WHO根据静脉血浆葡萄糖确定的糖尿病诊断标准见表2-2。

表 2-2　糖尿病的诊断标准（WHO 1999）

糖代谢分类	WHO 1999	
	FBG	2hPBG
正常血糖（NGR）	<6.1	<7.8
空腹血糖受损（IFG）*	6.1~<7.0	<7.8
糖耐量减低（IGT）*	<6.1	7.8~<11.1
糖尿病（DM）	≥7.0	≥11.1

注：（1）血糖值为 mmol/L。

　　（2）* 均为单纯 IFG 或单纯 IGT。

2型糖尿病发生既受遗传因素的影响（但尚未找到特定的遗传规律或易感基因），又与环境因素有关，因此它是在多个易感基因的遗传背景下，由不健康的生活习惯负荷所引起的，其中生活习惯起主要作用。近年来，膳食结构的快速变化（动物性脂肪摄入量的增加），汽车、电脑、电视的普及引起体力活动减少和肥胖，是引起胰岛素抵抗（敏感性降低）的主要外部因素，这些因素又进一步增加胰岛素分泌的负担，最终导致糖尿病。长期快速、紧张的工作和生活节奏，精神郁闷，心理压力大等都会损害内分泌的平衡，增加患糖尿病的风险。此外，随着年龄的增长，胰岛 β 细胞的分泌功能会有所下降，导致胰岛素量的不足。总之，2 型糖尿病的主要生活习惯危险因素有：肥胖，体力活动和运动太少（亦称静态生活方式）；高龄；长期精神紧张。

糖尿病的危害主要是长期的高血糖损害血管，导致全身血管老化的加速。正常衰老过程是由于血管老化导致脏器机能逐渐低下，糖尿病会加速这一进程，大大增加冠心病和脑卒中的风险，引起神经病变、肾病、视网膜病等一系列病变，致残致死率高，给本人、家庭以及社会带来巨大的健康损失及医疗经济负担。

三、糖尿病的预防及健康管理

糖尿病的预防与生活方式管理应该遵循健康管理的一般程序，即在全面调查、收集健康信息，进行健康风险评估的基础上，开展生活方式管理。糖尿病的健康管理主要包括：合理的营养与膳食指导，增加体力活动及运动，心身休养与心理辅导，减轻体重，高危人群筛查及药物治疗。

（一）合理的膳食营养

糖尿病的发生与能量摄入过多或动物性脂肪摄入过多等有密切关系。科学合理的营养与膳食指导是糖尿病预防及健康管理的基本手段。营养与膳食指导应遵循几个原则。

（1）合理控制总能量，合理分配碳水化合物、脂肪和蛋白质的比例，消除关于谷类食物或主食摄取的误区，限制饮酒。为了日常生活中简单而有效地控制总能量摄入，提倡小碗盛饭盛菜，并使之形成习惯，国外不少社区干预证明，此方法简单而有效。此外，中华民族有不剩饭的传统，但在当今食品丰富、营养过剩的时代，为预防肥胖和糖尿病，不鼓励勉强把饭吃光，建议减少做饭总量，养成每餐七八成饱的健康饮食习惯。

（2）尽量做到平衡膳食，在合理控制总能量的基础上，合理分配碳水化合物、脂肪和蛋白质的比例。另外，在谷类食物（主要含碳水化合物）的摄取问题上，人们存在着错误认识，认为吃谷类食物容易发胖。其实造成肥胖的真正原因是能量过剩。主食的摄取对维持神经系统和心脏的正常功能、增强耐力、提高工作效率等有重要意义。

（3）碳水化合物的摄取能刺激胰岛素的分泌，改善胰岛素抵抗，促进能量代谢平衡，从长远看有利于控制血糖。

（二）体力活动和运动

对于糖尿病的高危人群和患者，不提倡剧烈的运动，因其可引起血糖升高，运动风险增加。但太缓慢的体力活动，又达不到燃烧脂肪、改善机体代谢功能的目的，因此科学的运动指导原则是以每日散步等无氧运动为基础，加上每周三次以上的快走、慢跑等有氧运动。成年人进行体育锻炼，运动量要循序渐进，从轻度运动开始，逐渐加大运动量，但绝不能勉强。

（三）减轻体重

超重（BMI 为 24~27.9）、肥胖（BMI≥28）及向心性肥胖（成年人腰围男性≥85 cm，女性≥80 cm）是导致糖尿病的危险因素。因此控制超重和肥胖、保持理想体重是糖尿病的预防及健康管理的关键。此外，肥胖也是引起高血压和血脂异常的重要危险因素。

（四）心身休养和心理辅导

糖尿病患者多数会产生一种焦虑心理，不规律、高度紧张的生活习惯也有可能引发糖尿病。患者常见的另一个心理问题是否认心理，原因是患者在开始时感受不到明显的症状，又不太了解其长远危害。否认心理虽然开始对血糖控制没有直接影响，但它可以导致对健康管理和治疗的不依从，使血糖不能得到及早、有效的控制。

（五）定期筛查

对高危人群的定期检查也十分重要，糖尿病患者治疗中一个不可缺少的环节是血糖监测，同时还要监测体重、血压、血脂等指标，了解病情的控制情况，以便根据病情调整治疗方案。

（六）药物治疗

国际糖尿病联盟提出了糖尿病现代治疗的五个要点，分别为饮食控制、运动疗法、血糖检测、药物治疗和糖尿病教育。具体的药物治疗措施在以饮食治疗和合适的体育锻炼的基础上，根据病情选用药物治疗。治疗糖尿病的口服药主要有促进胰岛素分泌剂、双胍类、α 葡萄糖苷酶抑制剂、胰岛素增敏剂四类。治疗过程中，监测血糖控制的指标主要有两个，即血糖和糖化血红蛋白。此外，也需要注意并发症相关的肾功能、眼底及末梢神经检测，以便及早发现并发症并采取措施。

第三节 肥胖症

一、肥胖症的病因和流行现状

肥胖症是由遗传、患病或单纯的营养过剩引起的脂肪过量累积，其根本原因是营养素的能量代谢失衡，为慢性代谢性疾病。

据 2015 年《中国居民营养与慢性病状况报告》统计，我国成年人超重及肥胖人数已分别达到 2 亿人和 6000 万人。由于超重基数较大，预计今后肥胖率将还会有较大幅度增长。所幸我国肥胖的特点是轻中度肥胖较多、重度肥胖较少（美国中重度肥胖较多），虽肥胖率成快速上升趋势，但也是采取预防措施的最佳时期。

二、肥胖症的危险因素

肥胖症是导致多种疾病，如 2 型糖尿病、高血压、血脂异常、缺血性心脏病等发生的危险因子，对人类健康构成了严重威胁，因此为防止肥胖的进一步加剧，我们应充分了解肥胖症的危害因素及预防手段，以保证自身的健康。

肥胖的危险因素主要包括以下几点：

（1）能量摄入过多，即营养素的摄入超出了机体的需要。

（2）膳食结构失衡，主要有脂肪（尤其是动物性脂肪）摄入过多、碳水化合物摄入量增加及膳食纤维摄入不足。

（3）不良饮食习惯，如暴饮暴食、喜食零食、夜间加餐等。

（4）体力活动不足。

（5）社会、文化和心理因素的影响。

在种族、遗传因素无法改变的情况下，建立健康的生活方式是预防肥胖的唯一有效手段。

三、肥胖症的诊断

世界卫生组织肥胖工作组在《亚太地区肥胖治疗指南》中建议用体质指数（BMI）和腰围（WC）来衡量患者的肥胖程度。通过日常数据的监测，人们可得知自身的肥胖状况，并积极采取预防和管理措施。

（1）BMI 的计算方法是：BMI＝体重（kg）／身高（m）^{2}。我国成人 BMI 分类建议：18.5～23.9 为适宜范围，24.0～27.9 为超重，BMI≥28 为肥胖（见表2-3）。

表2-3　中国成人 BMI 分类建议（中国肥胖问题工作组，2011 年）

分类	BMI（kg/m^2）	伴发相关疾病危险
适宜范围	18.5～23.9	—
正常高值	24.0～27.9	提高
高血压	≥28	高

（2）腰围（WC）：是指腰部周径的长度（经肋弓和髂嵴之间腰部最细部位的水平周长）。目前公认腰围是衡量脂肪在腹部蓄积（即向心性肥胖）程度最简单、实用的指标。2009 年最新的代谢综合征共识中明确定义中国成人向心性肥胖的标准为腰围：男性≥85 cm，女性≥80 cm。

四、肥胖症的健康管理

（一）肥胖症的预防

预防肥胖，首要的任务是在公众中宣传肥胖对人类的健康危害，教育、指导居民合理平衡膳食的可操作方法，改掉不良饮食习惯、生活习惯，多参加户外活动和体育锻炼。许多成人肥胖始于童年，因此，对于肥胖的防治应从儿童时期抓起。而无论是成人还是儿童、青少年，肥胖的预防主要有三种形式。

1. 普遍性预防

即面向全部人群，以降低肥胖发生率和患病率为目标，通过改善膳食结构和提倡适当体力活动及减少吸烟、饮酒等生活方式的改变来预防肥胖。

2. 选择性预防

指面向肥胖高危人群，即超重和有肥胖、2 型糖尿病、高血压家族史及其他危险因素，如吸烟、低出生体重、静坐式工作等人群，以降低肥胖患病率为目标，在学校、社区中心等场所进行宣传教育，加以具体的干预措施对肥胖高危人群进行肥胖的预防。

3. 针对性预防

以预防体重增加及降低体重相关疾病的患病率为目标，在已经超重或者属于肥胖的个体中采取措施预防控制肥胖。

（二）肥胖症的治疗

而对于健康管理，由于肥胖症的病因是长期的脂肪沉积，故防治的中心环节在于调节机体的营养摄入和能量消耗，使之趋于能量代谢平衡状态，即在合理营养的饮食条件下，坚持体力劳动和锻炼。因此，肥胖症的治疗主要应从以下几点入手。

1. 饮食

一般成人每天摄入热量控制在 2000kcal 左右，过低会影响正常活动，甚至会对机体造成损害。在这些热量中还应控制三大营养素的生热比，其中蛋白质占总热量的 25%，脂肪占 10%，碳水化合物占 65%，并且在食物种类的选择上也应注意多选择瘦肉类、奶、水果、蔬菜和谷物等，多选择膳食纤维含量较高的食物，注意满足机体正常生理需要，合理膳食。切忌暴饮暴食、吃零食和偏食。许多减肥者都迷信完全素食或节食可以减肥，但这是极不利于身体健康的，过度偏食或节食会造成机体摄入能量严重不足，影响身体各部分机能，甚至会由于自身脂肪分解过多而产生过多的酮症酸而危及生命。

2. 运动

对于大多数肥胖者而言，进行高强度的体育锻炼具有一定的难度，所以坚持长期的低强度体力活动，如散步、骑自行车等，也不失为一种很有效可行的方式。需要注意的是，高强度的锻炼虽然能够快速消耗脂肪，但并不适宜平日里运动量少的人、虚弱者以及过度肥胖人群。运动量少以及虚弱者难以适应高强度锻炼，进行高强度锻炼会增加他们的心脏负担，很可能引发其他疾病的发生或促使其隐藏疾病突发。对于肥胖人群，由于本身体重过高，其骨骼负担过大，进行高强度的锻炼会使这类人群受伤；又因为肥胖者多为少运动者，所以在进行高强度锻炼时存在较多健康隐患，如增加心脏负担、增加骨骼及肌肉负担、韧带拉伤等。故运动虽有益，应根据自身情况制订合理的运动计划，而非盲从。

3. 其他方法

我国传统医学的针刺疗法、耳穴贴压法、艾灸疗法、指针减肥法、推拿按摩法及目前市面上流行的减肥药、胃成形术、胃分隔术、胃分流手术、空回肠短路手术、肠道分流手术、局部脂肪切除等，也都对减肥具有一定的功效。无论使用以上哪种方法减肥，都需在专业人士的指导和帮助下进行，否则会对身体造成很大损伤，弊大于利。

减肥只能减少肥胖症对机体的损害，能够提前控制体重，预防肥胖症的发生才是至关重要的。中医讲究"治未病"，健康管理也是继承了这个思想，我们不应在疾病对我们的身体造成损伤后再去亡羊补牢，而应该从生活中的一点一滴中去爱惜我们的身体，使自己尽可能地远离疾病。

第四节　冠心病

一、冠心病的病因和流行现状

冠心病是冠状动脉粥样硬化性心脏病的简称，是由于冠状动脉功能性或器质性改变而引起的冠状动脉血流和心肌需求不平衡所导致的心肌缺血性心脏病。根据冠状动脉病变的部位、范围、血管阻塞的程度和心肌供血不足的发展速度、范围和程度的不同分为不同的临床类型。其中以心绞痛和心肌梗死最常见。

冠状动脉粥样硬化性心脏病的发病率以急性心肌梗死和冠心病猝死计算，冠心病死亡率以急性心肌梗死、冠心病猝死和慢性冠心病死亡计算。与西方发达国家相比，我国冠心病的发病率处于较低水平，但在多数西方发达国家人群冠心病及脑卒中发病率呈下降趋势时，我国人群冠心病及脑卒中发病率却呈增加趋势。

冠心病的流行趋势主要受以下几点影响：

（1）人口老龄化加剧。

（2）精神因素：如脑力活动紧张、有工作压迫感、性情急躁、好胜心和竞争性强、不善于劳逸结合等。

（3）遗传因素：据统计，家族中有人在年轻时患冠心病者，其近亲得病的概率是无这种情况者的五倍。

（4）其他严重疾病的影响：如肥胖症、高血压、糖尿病、高胆固醇血症等疾病的患病率增加。

（5）生活方式不当：饮食不健康、缺乏体力活动和吸烟等。

二、冠心病的危险因素

冠心病病理变化进展缓慢，明显的病变多见于壮年以后，且明显的症状多在老年才出现，它不仅给个体带来痛苦，也给家庭和社会造成了沉重的负担。冠心病危险因素中除家族史外，其他危险因素都可以预防，因而能够提前发现隐患并进行控制，这对于冠心病的防治具有极大意义。预防冠心病的发生具体包括禁烟限酒、获得心理指导、合理饮食和运动、及时监测其他疾病的情况。

（一）禁烟限酒

顾名思义就是彻底杜绝烟草的使用及严格限制饮酒。吸烟能引起微血管收缩，诱发心绞痛、心肌梗死和猝死，被确定为导致冠心病的主要危险因素。戒烟的过程相对较缓慢且困难，因此除了让吸烟者认识吸烟的危害并主动戒烟外，周围的人也应激励和监督他们，为他们创造好的戒烟环境。长期大量饮酒对心血管危害很大，会增加患高血压的危险，因此冠心病患者严禁大量饮酒，血压偏高者也不宜饮酒。

（二）心理调适

冠心病患者相较于其他人，心理反应是极其复杂的，他们易焦虑、抑郁、急躁、恐惧和失望，这些心理障碍可使体内儿茶酚胺释放增多、心率加快、心脏负担加重，诱发和加重病情，故应与之建立充分的理解和沟通，采取各种方式（如放松训练、音乐疗法、安慰、鼓励、环境支持等）使之提高自我的心理调节能力，从而减少负面情绪的产生。

（三）合理饮食

饮食方面应注意限制总食物量，并限制胆固醇和食物的摄入，碳水化合物和蛋白质应分别占食物总热量的 65% 和 13%~15%，补充充足的维生素和矿物质，清淡饮食，多食用有利于降血脂和改善冠心病症状的食物。运动方面以有氧缓和运动为宜，注意根据自身状况循序渐进，绝不能勉强，以避免过度劳累而诱发的心绞痛、心律失常，甚至引起猝死。但病情尚未控制的病人不建议盲目进行运动，应待病情稳定后在医护人员的指导下从低运动量开始运动。

（四）监测其他疾病状况

主要为定期检测血压、血脂、血糖和体重，发现异常及时纠正。冠心病常始于儿童及青少年时期，故冠心病的预防应从儿童开始，重点应注意儿童过胖或超重，预防血压升高，阻止儿童成为烟民，对有血脂异常及心血管病家族史的儿童，应每年检查血脂水平，培养儿童运动意识。

三、冠心病的分型及健康管理

（一）冠心病的分型和临床表现

冠心病主要分型有心绞痛型、心肌梗死型、无症状性心肌缺血型、心力衰竭和心律失常型、猝死型。由于冠心病的分型依据为其临床表现，下面详细介绍每种类型的临床表现。

1. 心绞痛型

心绞痛型冠心病的临床表现为胸骨后的压迫感、闷胀感并伴随明显的焦虑，一般持续 3 到 5 分钟，常发散到左侧臂部、肩部、下颌、咽喉部、背部，也可放射到右臂。心绞痛的不典型表现为气紧、晕厥、虚弱、嗳气，此种表现在老年人中比较常见。另外根据心绞痛发作的频率和严重程度还可将其分为稳定型和不稳定型。其中，稳定型心绞痛多指发作一月以上的劳力性心绞痛，其发作部位、频率、严重程度、持续时间、诱使发作的劳力大小、能缓解疼痛的硝酸甘油用量基本稳定。不稳定型心绞痛通常为心绞痛的发作频率、持续时间、严重程度增加，或是新发的劳力性心绞痛（发生一个月以内），或静息时发作的心绞痛。不稳定型心绞痛是急性心肌梗死的前兆，所以一旦发现应立即到医院就诊。

2. 心肌梗死型

心肌梗死型冠心病的临床表现为梗死发生前一周左右常有前兆症状，如静息和轻微体力活动时发作的心绞痛，并伴有明显的不适和疲惫。梗死时表现为持续性剧烈压迫感、闷塞感，甚至刀割样疼痛。疼痛位置常位于胸骨后，能够波及整个前胸，且左侧明显严重；部分病人可延左臂尺侧向下放射，引起左侧腕部、手掌和手指麻刺感；部分病人可放射至上肢、肩部、颈部、下颌，也以左侧为主。心肌梗死型冠心病疼痛部位与心绞痛型冠心病部位一致，但持续更久，疼痛更重，休息和含化硝酸甘油不能缓解。心肌梗死型冠心病有时候表现为上腹部疼痛，容易与腹部疾病混淆，常伴有低热、烦躁不安、多汗和冷汗、恶心、呕吐、心悸、头晕、极度乏力、呼吸困难、濒死感等症状，持续时间能够达到30分钟以上，最长可达到数小时。发现这种情况应立即就诊。

3. 无症状性心肌缺血型

无症状性心肌缺血型冠心病的临床表现为广泛的冠状动脉阻塞却没有感到过心绞痛，甚至有些病人在心肌梗死时也没感到心绞痛，由于无明显不适感，常常难以被察觉。部分病人在发生了心脏性猝死，常规体检时发现心肌梗死后才被发现。部分病人由于心电图有缺血表现，发生了心律失常，或因为运动试验阳性而做冠脉造影才发现。这类病人发生心脏性猝死和心肌梗死的机会和有心绞痛的病人一样，所以应注意平时的心脏保健。心脏性猝死可发生在那些貌似健康的人身上，其中冠心病中的一个类型叫作不稳定斑块，因为冠状动脉粥样硬化斑块很小，没有堵塞血管，所以平时没有任何症状，但是，斑块会突然破裂，破裂以后，会在局部形成血小板、红细胞组成的血栓，很大，而且同时冠状动脉痉挛缩窄，出现严重缺血，随后出现大面积的心肌梗死，导致患者死亡。

4. 心力衰竭和心律失常型

心力衰竭和心律失常型冠心病的临床表现为部分患者原有心绞痛发作，以后由于病变广泛，心肌广泛纤维化，心绞痛逐渐减少到消失，却出现心力衰竭的表现，如气紧、水肿、乏力等，还伴有各种心律失常，表现为心悸。还有部分患者从来没有心绞痛，而直接表现为心力衰竭和心律失常。

5. 猝死型

猝死型冠心病指由于冠心病引起的不可预测的突然死亡，在急性症状出现以后6小时内发生心脏骤停所致。主要是由于缺血造成心肌细胞电生理活动异常，而发生严重心律失常导致。

（二）冠心病的治疗

无论是哪种类型的冠心病，其最主要的治疗方法就是改变生活习惯，戒烟戒酒，饮食清淡，合理运动。除此之外对于较严重的患者还可采用药物治疗和手术治疗。

1. 药物治疗

（1）硝酸酯类药物。本类药物主要有硝酸甘油、硝酸异山梨酯（消心痛）、5-单硝酸异山梨酯、长效硝酸甘油制剂（硝酸甘油油膏或橡皮膏贴片）等。硝酸酯类药物是稳定型心绞痛患者的常规用药。心绞痛发作时可以舌下含服硝酸甘油或使用硝酸甘油气雾剂。对于急性心肌梗死及不稳定型心绞痛患者，先静脉给药，病情稳定、症状改善后改为口服或皮肤贴剂，疼痛症状完全消失后可以停药。硝酸酯类药物持续使用可发生耐药性，有效性下降，可间隔 8~12 小时服药，以减少耐药性。

（2）抗血栓药物。包括抗血小板和抗凝药物。抗血小板药物主要有阿司匹林、氯吡格雷（波立维）、替罗非班等，可以抑制血小板聚集，避免血栓形成而堵塞血管。阿司匹林为首选药物，维持量为每天 75~100 毫克，所有冠心病患者没有禁忌症应该长期服用。阿司匹林的副作用是对胃肠道的刺激，胃肠道溃疡患者要慎用。冠脉介入治疗术后应坚持每日口服氯吡格雷，通常半年至 1 年。

抗凝药物包括普通肝素、低分子肝素、璜达肝癸钠、比伐卢定等。通常用于不稳定型心绞痛和心肌梗死的急性期及介入治疗术中。

（3）纤溶药物。溶血栓药主要有链激酶、尿激酶、组织型纤溶酶原激活剂等，可溶解冠脉闭塞处已形成的血栓，开通血管，恢复血流，用于急性心肌梗死发作时。

（4）β-阻滞剂。β 受体阻滞剂既有抗心绞痛的作用，又能预防心律失常。在无明显禁忌时，β 受体阻滞剂是冠心病的一线用药。常用药物有美托洛尔、阿替洛尔、比索洛尔和兼有 α 受体阻滞作用的卡维地洛、阿罗洛尔（阿尔马尔）等，剂量应该以将心率降低到目标范围内为标准。β 受体阻滞剂禁忌和慎用的情况有哮喘、慢性气管炎及外周血管疾病等。

（5）钙通道阻断剂。此类药物可用于稳定型心绞痛的治疗和冠脉痉挛引起的心绞痛。常用药物有维拉帕米、硝苯地平控释剂、氨氯地平、地尔硫卓等。不主张使用短效钙通道阻断剂，如硝苯地平普通片。

（6）肾素血管紧张素系统抑制剂。包括血管紧张素转换酶抑制剂（ACEI）、血管紧张素 2 受体拮抗剂（ARB）以及醛固酮拮抗剂。对于急性心肌梗死或近期发生心肌梗死合并心功能不全的患者，尤其应当使用此类药物。常用 ACEI 类药物有依那普利、贝那普利、雷米普利、福辛普利等。如出现明显的干咳副作用，可改用血管紧张素 2 受体拮抗剂。血管紧张素 2 受体拮抗剂包括缬沙坦、替米沙坦、厄贝沙坦、氯沙坦等。用药过程中要注意防止血压偏低。

（7）调脂治疗。调脂治疗适用于所有冠心病患者。冠心病在改变生活习惯基础上给予他汀类药物，他汀类药物主要降低低密度脂蛋白胆固醇，治疗目标为下降到 80mg/dl。常用药物有洛伐他汀、普伐他汀、辛伐他汀、氟伐他汀、阿托伐他汀等。最近研究表明，他汀类药物可以降低死亡率及发病率。

2. 手术治疗

手术治疗主要有以下两种方法：

（1）经皮冠状动脉介入治疗（PCI）。经皮冠状动脉腔内成形术（PTCA）应用特制的带气囊导管，经外周动脉（股动脉或桡动脉）送到冠脉狭窄处，充盈气囊可扩张狭窄的管腔，改善血流，并在已扩开的狭窄处放置支架，预防再狭窄。还可结合血栓抽吸术、旋磨术，适用于药物控制不良的稳定型心绞痛、不稳定型心绞痛和心肌梗死患者。心肌梗死急性期首选急诊介入治疗，时间非常重要，越早越好。

（2）冠状动脉旁路移植术（简称冠脉搭桥术，CABG）。冠状动脉旁路移植术通过恢复心肌血流的灌注，缓解胸痛和局部缺血、改善患者的生活质量，并可以延长患者的生命，适用于严重冠状动脉病变的患者，不能接受介入治疗或治疗后复发的病人，以及心肌梗死后心绞痛，或出现室壁瘤、二尖瓣关闭不全、室间隔穿孔等并发症时，在治疗并发症的同时，应该行冠状动脉搭桥术。手术的选择应该由心内、心外科医生与患者共同决策。

冠心病近年来在我国的流行率和死亡率都在增加，因此预防和治疗都极为重要，且预防尤为重要。即使再高超的治疗手段都无法恢复疾病对身体造成的损伤，在生活中我们应时时关注自己的健康状况并及时做出相应调整，争取远离疾病。

第三章　营养与膳食

对个体和群体健康进行管理的主要手段包括膳食营养干预、身体活动、心理调适和禁烟限酒。本章将从膳食营养干预方面简要介绍健康管理的相关知识。

第一节　营养学基本知识

一、人体需要的营养素

人体的生长发育和维持正常的生理功能必须从食物中摄取营养素，主要包括蛋白质、脂肪、碳水化合物、维生素和矿物质，前三类营养素可以提供能量，又称能量营养素。近年来，水和膳食纤维常被称为第六大营养素和第七大营养素。

二、蛋白质

蛋白质（Protein）是由氨基酸组成的高分子化合物，含有碳、氢、氧、氮、硫、磷等元素。由于碳水化合物和脂类中不含氮或者含氮量极低，所以，蛋白质是机体氮的最主要来源。

（一）蛋白质生理功能

蛋白质是构成生物组织的重要成分，成年人体内蛋白质含量约为16.3%。机体内许多重要生理活性物质本质上就是蛋白质，如参与氧运输的血红蛋白，具有催化作用的酶蛋白，维持机体体液免疫功能的免疫球蛋白等。当食物中其他两种产热营养素供应不足时，体内组织中蛋白质或由食物提供的蛋白质分解产生氨基酸，再进一步氧化分解产生能量（1g蛋白质产生4kcal能量），以满足机体的能量需要。

（二）必需氨基酸

氨基酸为组成蛋白质的基本单位，人体内有 20 余种，其中 8 种为人体不能合成或合成量较少的氨基酸，必须由食物提供，称为必需氨基酸（Essential Aminoacid），包括亮氨酸、异亮氨酸、赖氨酸、蛋氨酸、苯丙氨酸、苏氨酸、色氨酸、缬氨酸共 8 种。组氨酸为婴儿必需氨基酸。半胱氨酸、酪氨酸在体内可替代或节省部分蛋氨酸、苯丙氨酸，故称为条件必需氨基酸。其他氨基酸如甘氨酸、精氨酸等属于非必需氨基酸。

（三）蛋白质的来源与供给量

蛋白质按食物来源分为植物性蛋白质与动物性蛋白质两大类。植物性蛋白质除了豆类蛋白质以外营养价值均较低，而豆类蛋白质与动物性蛋白质营养价值均较高，因此又称为优质蛋白质。日常生活中，蛋类、奶类以及各种瘦肉类所含蛋白质是食物蛋白质的良好来源。蛋白质摄入不足将引起蛋白质能量营养不良，对此，处于生长发育阶段的儿童尤其敏感。

（四）蛋白质营养不良

蛋白质营养不良通常与能量缺乏同时发生，称为蛋白质—能量营养不良，多数是由贫穷饥饿引起的，主要分布在非洲、南美洲及亚洲地区。

1. 水肿型营养不良（夸希奥科病）

5 岁以下儿童多见，主要表现为腹部、腿部水肿，虚弱，表情淡漠，生长迟滞，头发变色易脱落，易感染以及其他疾病等。此类营养不良多见于能量摄入基本满足而蛋白质严重不足。安徽阜阳假奶粉事件受害的儿童就属于此类营养不良。

2. 消瘦病

婴幼儿多见，主要表现为消瘦乏力、肌肉萎缩、皮下脂肪消失、头发稀疏脱落、表情淡漠、摄食过少。此类营养不良既缺乏蛋白质也缺乏能量。

蛋白质摄入过多同样对机体有害，因为大量蛋白质进入体内后代谢产生含氮的代谢产物，增加了肾脏的负担；蛋白质摄入过多还将增加尿钙的排出。此外，蛋白质摄入过多往往伴有动物性食物摄入的增加，造成动物脂肪和胆固醇摄入过多。中国营养学会 2000 年修订的膳食参考摄入量，建议我国成年男性轻、中、重度体力活动蛋白质推荐摄入量（RNI）分别为 75g、80g、90g，成年女性轻、中、重度体力活动蛋白质推荐摄入量分别为 65g、70g、80g。

三、脂类

脂类（Lipid）包括中性脂肪和类脂。中性脂肪即三酰甘油，类脂又分为磷脂、糖脂、胆固醇及植物固醇。

（一）脂类的生理功能

脂类在体内以三酰甘油形式储存能量，需要时动员氧化提供能量（1g 脂肪产生 9kcal 能量）。人体在休息状态下，60% 的能量来源于体内脂肪；脂肪酸与类脂则参与构成机体组织（如生物膜）。此外，脂类还具有促进脂溶性维生素吸收、提供必需脂肪酸、节约蛋白质、维持体温、保护脏器及增加菜肴色、香、味等作用。

胆固醇是体内合成胆汁酸、类固醇激素和维生素 D 的原料，也是细胞的组成成分，所以膳食中供给一定量的胆固醇是必要的。由于胆固醇摄入过多与人类高脂血症、动脉粥样硬化、冠心病等有关，因此，人们一般多关注胆固醇的危害，其实这种观念有失偏颇。

（二）脂肪酸与必需脂肪酸

三酰甘油中的脂肪酸按链的长短分为长链脂肪酸（14 碳以上）、中链脂肪酸（8~12 碳）、短链脂肪酸（6 碳以下）。

按有无不饱和键分为饱和脂肪酸和不饱和脂肪酸。不饱和脂肪酸根据不饱和键数目又分为单不饱和脂肪酸和多不饱和脂肪酸；根据不饱和键的位置又分为 n-3、n-6、n-7、n-9 系列或 ω-3、ω-6、ω-7、ω-9 系列脂肪酸。

根据氢原子在不饱和键的同侧或两侧又分为顺式不饱和脂肪酸和反式不饱和脂肪酸。动物性脂肪含的脂肪酸主要是饱和脂肪酸，植物性脂肪含的脂肪酸主要是不饱和脂肪酸，某些植物油饱和脂肪酸含量较高，如棕榈油、椰子油、巧克力里的可可豆。单不饱和脂肪酸以橄榄油、野茶油中含量较高。

体内不能合成的脂肪酸为必需脂肪酸，必须由食物提供。亚油酸、亚麻酸为机体必需脂肪酸，必需脂肪酸与胆固醇代谢有关，为细胞膜成分及磷脂的主要成分，是前列腺素合成的前体，与精子形成、人的记忆力、认知能力、注意力有关。

关于必需脂肪酸，亚油酸属于 n-6 多不饱和脂肪酸，亚麻酸属于 n-3 多不饱和脂肪酸。研究发现，体内的两类必需脂肪酸处于 4∶1 的比例，心脑血管疾病危险性最低。我国目前摄入的油脂中两者的比值为 30∶1。

（三）脂类的来源与供给量

脂类主要来源于动物性食物与植物油、油料作物的种子等。必需脂肪酸的最好食物来源是植物油类。必需脂肪酸缺乏会引起皮炎、皮肤干燥脱屑、湿疹、生长发育不良、肝脏损伤、不孕症等。必需脂肪酸摄入过多有可能引起体内的过氧化物增加，引起危害。由于脂肪，尤其是动物性脂肪摄入过高将引起肥胖、高脂血症、心血管疾病等慢性疾病。中国营养学会建议，我国成年人每日摄入脂肪所产生的能量应占总能量的 20%～30%，饱和脂肪酸不得超过总脂肪酸摄入量的 10%，饱和脂肪酸、单不饱和脂肪酸、多不饱和脂肪酸比例以 1∶2∶1 为宜，胆固醇每日摄入量应不超过 300mg。

四、碳水化合物

碳水化合物（Carbohydrate）又称糖类，是由碳、氢、氧组成的一大类化合物。按结构分为单糖、双糖、寡糖和多糖。常见的单糖有葡萄糖、果糖、半乳糖等。双糖由二分子单糖脱去一分子水缩合而成，常见的双糖有蔗糖、麦芽糖、乳糖、海藻糖等。寡糖（低聚糖）是指由 3～10 个单糖构成的小分户多糖，如大豆中的棉子糖、水苏糖等。多糖是指由 10 个以上单糖以直链或支链形式缩合而成，包括淀粉、糖原和纤维等。淀粉主要存在于谷类、薯类和豆类中。

植物组织中的淀粉通常分为直链淀粉和支链淀粉两种。直链淀粉呈线性结构，含直链淀粉的食物容易"老化"，形成难消化的抗性淀粉，在冷水中不易溶解、分散。支链淀粉呈树枝分叉结构，容易吸收水分，吸水后膨胀成糊状，提高其消化率。在一般玉米和小麦中，含有 20%～25% 的直链淀粉，75%～80% 的支链淀粉，糯性粮食如糯米、糯玉米、糯高粱等含更多支链淀粉。膳食纤维主要存在于植物细胞中，是植物性食物中不能被消化吸收的成分，分为可溶性纤维（如果胶和树胶等）和不可溶性纤维（包括纤维素、半纤维素、木质素等）。

（一）碳水化合物的生理功能

碳水化合物在体内氧化释放能量较快，是体内主要的能源物质（1g 碳水化合物产生 4kcal 能量），部分以糖原的形式储存。当膳食中碳水化合物供应不足时，体内蛋白质和脂肪动员分解，严重时会引发负氮平衡、酮血症和酮尿症等，影响机体的生理功能。因此，碳水化合物具有节约蛋白质、抗生酮作用。蛋白质、脂肪属于能量营养素中的功能成分，与细胞的结构、功能有关；而碳水化合物是能量营养素中最经济的能量来源。作为中国居民传统膳食的主体的谷类食物是碳水化合物的主要来源。此外，碳水化合物以糖脂、糖蛋白、核糖等形式参与机体组织构成。简单的糖类如葡萄糖、蔗糖等还具有一定的甜度，可以用来改善食物的风味。膳食纤维具有吸水、结合胆酸、刺激消化液分泌和肠蠕动、抑制腐生菌生长、促进益生菌繁殖、产生丁酸类物质等作用，有助于预防便秘、肠道肿瘤、高脂血症等。

（二）碳水化合物的来源与供给量

膳食碳水化合物主要来源于含淀粉丰富的食物，如谷类、薯类以及豆类；单糖、双糖主要来源于蔗糖、糖果、甜食、含糖饮料和蜂蜜等。中国营养学会建议，我国居民每日摄入的碳水化合物产生的能量应占总能量的 55% ~ 65%，推荐的膳食纤维每日适宜摄入量为 25 ~ 35g。

五、膳食纤维

膳食纤维是一种多糖，它既不能被胃肠道消化吸收，也不能产生能量，因此曾一度被认为是一种"无营养物质"而长期得不到足够的重视。然而，随着营养学和相关科学的深入发展，人们逐渐发现了膳食纤维具有相当重要的生理作用。以至于在膳食构成越来越精细的今天，膳食纤维更成为学术界和普通百姓关注的物质，并被营养学界补充认定为第七类营养素，和传统的六类营养素——蛋白质、脂肪、碳水化合物、维生素、矿物质与水并列。下面简要介绍膳食纤维和疾病的关系。

（一）胃肠道疾病

部分膳食纤维（如纤维素）可减轻腹泻症状。高膳食纤维可增加肠道运动的频率，改善成人慢性便秘的症状，预防痔疮的发生。高纤维膳食的憩室病患者，大部分症状减轻甚至消失。

（二）膳食纤维与糖尿病

膳食纤维补充剂或富含膳食纤维的食物有明显的降低血糖的作用，降低餐后血糖生成和血胰岛素升高。糖尿病患者摄入高纤维饮食，尤其是可溶性膳食纤维（如魔芋葡甘聚糖，褐藻胶、卡拉胶、黄蓍胶等胶质），在降低餐后血糖及增加胰岛素敏感性方面较不可溶性膳食纤维具有更强的作用。美国 FDA 推荐健康成人膳食纤维摄入量每日应增加至 $20\sim35g$（相当于 $10\sim13g/1000kcal$）。美国糖尿病学会（ADA）推荐糖尿病患者膳食纤维的摄入量也是 $20\sim35g$。

（三）膳食纤维与肥胖

高纤维膳食可减少能量摄入，有人认为当饮食中缺乏纤维并摄入过量能量时发生肥胖的可能性大大增加。吃高纤维的食物需要的时间较长，纤维降低了食物的能量密度，某些纤维如瓜尔豆胶和果胶减慢了胃排空时间，降低了食物的消化率。高纤维膳食的能量可能在粪便中损失较多。大多数富含纤维的食物，如谷物、豆类、果蔬中脂肪含量一般都很少，有实验还发现用麦麸、瓜尔豆胶、果胶等补充于膳食可增加粪便中的脂肪量，在控制能量摄入的同时，摄食富含纤维的膳食会起到减肥的作用。

（四）膳食纤维与心血管疾病

不同组分的膳食纤维降低血脂、胆固醇的效果差异很大。瓜尔豆胶、洋槐豆胶、果胶、接甲基纤维素及富含可溶性纤维的食物，如燕麦麸、大麦、荚豆和蔬菜降低胆固醇的作用显著，可使血浆胆固醇降低 $5\%\sim10\%$ 甚至可达 25%，且主要是降低 LDI-C，而 HDL-C 降得很少或不降低。果胶对高血脂患者血脂和血胆固醇的降低作用最明显。相反，分离的纤维素或不溶性纤维，如玉米麸和小麦麸则很少改变血浆胆固醇水平。

（五）膳食纤维与癌症

膳食纤维可有效降低肠癌风险。有报道，膳食纤维的摄入量和乳腺癌的降低及与乳腺癌的死亡率或发生率相关。全谷类食物对预防乳腺癌有效。

六、能量

（一）能量的来源

人体内主要的产能营养素有碳水化合物、蛋白质、脂肪。1g 碳水化合物、1g

蛋白质和 1g 脂肪在体内氧化时分别释放 4kcal、4kcal 和 9kcal 的能量，碳水化合物和脂肪在体内完全氧化成 H_2O 和 CO_2，为三大能量营养素中的清洁能源。蛋白质在体内不能完全氧化，除 H_2O 和 CO_2 等产物外，代谢废物中还有尿素、尿酸等含氮有机物。脂肪代谢过程中容易产生酮体。

此外，酒精也在体内产生能量，每克纯酒精产能为 7kcal，每克有机酸产能 3kcal。

（二）人体能量消耗和供给

人体每日的能量消耗主要由基础代谢、体力活动及食物热效应三方面构成。另外，处于生长期的婴幼儿、儿童、青少年需要额外的能量用于机体生长发育，孕妇要摄入更多的能量供子宫、乳房、胎儿、胎盘等的生长发育和母体体脂的储备，哺乳期妇女要储存能量以供泌乳。一般来说，健康成人的基础代谢及食物热效应两部分基本不变，体内的能量消耗主要受体力活动的大小控制。中国营养学会建议产热营养素的推荐摄入量为蛋白质占总热能的 10%~15%；脂肪占总热能的 20%~30%；碳水化合物占总热能的 55%~65%。

七、维生素

维生素为维持机体正常代谢和生理功能所必需的一类有机化合物的总称。它们在体内不能产生能量，也不是组织构成成分，大部分不能在机体内自身合成，也不能大量储存于体内，必须从膳食中摄取，机体对其需要量较小，但是，一旦缺乏将导致缺乏病的产生。维生素分为脂溶性与水溶性两大类。脂溶性维生素包括维生素 A、D、E、K，水溶性维生素包括维生素 B_1（硫胺素）、B_2（核黄素）、B_6（吡哆醇）、PP（烟酸或尼克酸）、B_{12} 和叶酸、生物素、泛酸、肌醇、胆碱及维生素 C（抗坏血酸）等。

（一）维生素 A 与胡萝卜素

动物体内具有视黄醇生物活性的维生素 A 称为已形成的维生素 A，包括视黄醇、视黄醛、视黄酸等。植物中不含有已形成的维生素 A，而含有类胡萝卜素，这部分类胡萝卜素称为维生素 A 原。其中，以 β-胡萝卜素活性最高。

维生素 A 与暗适应功能密切相关。若体内维生素 A 不足，暗适应恢复时间延长，严重时出现夜盲症。维生素 A 还与上皮组织的完整性有关，维生素 A 严重缺乏会导致干眼病的发生。维生素 A 还与造血功能、免疫功能、骨骼发育以及生殖功能等有关。维生素 A 缺乏的儿童生长停滞、发育迟缓，容易发生呼吸道和消化道的感染。一些实验研究发现维生素 A 还具有抗氧化、抑制肿瘤生长的作用。作为维生素 A 的前体，胡萝卜素除了具有维生素 A 活性外，本身还具有抗氧化、预防自由基损伤的作用。

长期或短期摄入过量维生素 A 均可导致头疼、呕吐、复视、脱发、黏膜干燥、脱屑、骨髓异常和肝脏损害等中毒现象。胡萝卜素过量摄入后，除引起皮肤颜色变化外，无其他明显中毒症状。由于体内维生素 A 来源于动物性食物的维生素 A 和来源于植物性食物的胡萝卜素等，因此，考虑维生素 A 供给量时一般以视黄醇当量（RE）计算。

中国营养学会 2000 年修订的膳食营养参考摄入量，建议我国成年男性维生素 A 推荐摄入量（RNI）为 $800\mu g$，女性为 $700\mu g$。维生素 A 最好的来源是各种动物的肝脏、鱼肝油、乳制品、禽蛋等；维生素 A 原的良好来源是深色蔬菜和水果，如胡萝卜、南瓜、红薯、辣椒、菠菜、西兰花及杧果、柿子和杏等。

（二）维生素 D

维生素 D 为类固醇类化合物。维生素 D_3 可由皮肤中 7-脱氢胆固醇经紫外线照射形成；维生素 D_2 由植物体内麦角固醇经紫外线照射形成，进入体内代谢后只有维生素 D_3 的 1/3 活性。膳食维生素 D_3 进入体内后，在肝脏、肾脏活化后转变为维生素 D_3 的活化形式。具有活性的维生素 D_3 可促进钙吸收转运入血，维持血钙水平的稳定。此外，维生素 D_3 还能够促进骨组织钙化以及肾小管对钙、磷的重吸收。维生素 D 可以通过不同的途径增加机体对钙、磷的利用，促使骨、软骨及牙齿的矿化，并不断更新以维持正常生长，预防儿童佝偻病和成人骨质软化症，转运至小肠的维生素 D 可以促进小肠黏膜上皮中钙结合蛋白的合成，从而提高钙的吸收。维生素 D_3 能直接作用于肾脏，促进肾小管对钙、磷的重吸收，减少丢失。维生素 D 还具有免疫调节功能，可改变机体对感染的反应。

婴幼儿维生素 D 缺乏可引起佝偻病，成年人维生素 D 缺乏可引起骨质疏松症和骨质软化症。维生素 D 过量可引起中毒，表现为厌食、恶心、呕吐、头痛、多尿、烦渴、血钙和尿钙增高，严重时肾、心、血管及其他软组织有钙沉着，甚至器官钙化。

维生素 D_3 含量丰富的食物有海水鱼、动物肝脏、禽蛋以及鱼肝油制剂等。由于维生素 D 既可来源于膳食，又可由皮肤合成，因此，较难估计膳食维生素 D 的摄入量。中国营养学会 2000 年修订膳食营养参考摄入量时，根据国内外有关研究资料，建议我国成年男女每日维生素 D 推荐摄入量（RNI）为 5μg。

维生素 D 在一般食物中含量都比较低，动物性食物是维生素 D 的主要来源，如鱼肝油中维生素 D 的含量可高达 21μg/100g，脂肪含量高的海鱼和鱼卵的含量为 0.5~12.5μg/100g，其他如肝脏、蛋黄、奶油和乳酪中维生素 D 的含量也相对较高（1.25~2.5μg/100g）。瘦肉、坚果、人乳和牛乳中维生素 D 含量较低，而蔬菜和谷物中几乎不含维生素 D。目前多采用在牛奶和婴幼儿食品中强化维生素 D，作为预防维生素 D 缺乏的措施之一。

（三）维生素 E

维生素 E 包括生育酚与生育三烯酚两大类。

抗氧化作用为维生素 E 的主要功能。维生素 E 保护细胞膜脂质中的不饱和脂肪酸免受自由基攻击，对血小板黏附力和聚集也有调节作用。婴儿维生素 E 缺乏可导致水肿、网状细胞增多症及血小板增多症，成年人维生素 E 缺乏可导致溶血性贫血，维生素 E 缺乏还可使脂褐素生成增加。因此，维生素 E 具有预防衰老的作用，维生素 E 还具有降低血浆胆固醇水平的作用。服用大剂量维生素 E 也能产生头晕等副作用。

中国营养学会 2000 年修订膳食营养参考摄入量，建议我国成年男女每日维生素 E 适宜摄入量（AI）为 14mg。有人建议维生素 E 摄入量应根据膳食能量摄入或膳食多不饱和脂肪酸摄入量而定，每摄入 1g 多不饱和脂肪酸时应摄入 0.4mg 维生素 E。

维生素 E 含量丰富的食物有植物油、麦胚、坚果、豆类和谷类，肉类、鱼类等动物性食品和水果、蔬菜中维生素 E 含量很少。

（四）硫胺素

硫胺素又称维生素 B_1、抗神经炎因子、抗脚气病因子，其耐酸、耐热、不耐碱。组织中以硫胺素焦磷酸含量最为丰富，占 80%，与三大能量物质的能量转化有关。此外，硫胺素对神经组织、心肌都有保护作用，人类缺乏硫胺素可发生脚气病。

导致硫胺素缺乏的原因主要有：

（1）摄入不足，如长期食用精白米、面，加工或烹调方法不当，致使食物中的硫胺素损失较多。

（2）机体处于特殊生理状态（如妊娠、哺乳）、应激状态（如高温环境）、病理状态（如甲状腺功能亢进）等，致使机体对硫胺素的需要量增加。

（3）机体吸收或利用障碍，如长期腹泻及肝、肾疾病影响 TPP 合成及酗酒等。

硫胺素缺乏症又称为脚气病，主要影响心血管系统和神经系统，成人与婴幼儿表现不同。硫胺素长期过量摄入一般无毒性作用，多可随尿排出，仅有少数人出现胃肠功能紊乱。硫胺素广泛存在于各种食物之中。我国居民以谷类为主食，因此，谷类食物为硫胺素的主要来源，谷食物加工过细、淘洗过度或加碱熬粥导致硫胺素下降。生鱼片含有硫胺素酶，可以破坏其他膳食中的硫胺素。由于硫胺素与碳水化合物的代谢密切相关，因此，一般认为硫胺素供给量与能量摄入成正比。中国营养学会 2000 年修订膳食营养参考摄入量，建议我国成年男性每日硫胺素推荐摄入量（RNI）为 1.4mg，女性为 1.3mg。

（五）核黄素

核黄素又称维生素 B_2，其在中性或酸性溶液中较耐热，但在碱性溶液中不耐热，光照下很快被破坏。尽管核黄素为水溶性维生素之一，但是，常温下 100mg 水中只能溶解 12mg 核黄素，溶解度较低。

人类核黄素缺乏后表现为以口角炎、唇炎、舌炎和阴囊皮炎为特征的"口腔生殖系统综合征"及脂溢性皮炎，儿童核黄素缺乏还可引起贫血。由于机体对核黄素吸收能力有限，因此，过量摄入核黄素不产生明显毒性作用。

核黄素主要来源为各种动物性食物，以动物内脏、蛋类和奶类中含量较丰富，其次为谷类和绿叶蔬菜。谷类和蔬菜是我国居民核黄素的主要来源，但是，谷类加工对核黄素存留有显著影响，如精白米中核黄素存留率只有 11%，小麦标准粉中核黄素存留率只有 35%。此外，谷类烹调过程中还会损失一部分核黄素，因此，谷类加工不应过度。中国营养学会 2000 年修订膳食营养参考摄入量，建议我国成年男性每日核黄素推荐摄入量（RNI）为 1.4mg，女性为 1.2mg。

（六）烟酸

烟酸又名尼克酸、维生素 PP、抗癞皮病维生素。烟酸在体内以辅酶 I（NAD）、辅酶 II（NADP）形式作为脱氢酶的辅酶，参与生物氧化过程，还参与蛋白质核糖基化过程，与 DNA 复制、修复和细胞分化有关。此外，烟酸是葡萄糖耐量因子组分，具有辅助胰岛素降血糖的作用。大剂量烟酸还能降低血三酰甘油与胆固醇水平，可以降低低密度脂蛋白胆固醇（LDL-C）和极低密度脂蛋白胆固醇（VLDL-C），升高高密度脂蛋白胆固醇（HDL-C），并且可以降低非致命性心肌梗死的复发率。但烟酰胺无此作用。

烟酸缺乏会引起癞皮病（也称为糙皮病），主要高发于以玉米或高粱为主食的人群。至今，在亚洲或非洲的某些地区仍有发生。另外烟酸缺乏常与硫胺素、核黄素及其他营养素缺乏同时存在，因此常伴有其他营养素缺乏的症状。口服避孕药可导致烟酸缺乏。

烟酸广泛存在于动物内脏以及植物性食物中。玉米中烟酸多为结合型，影响吸收利用，碱处理后，结合型烟酸可转变为游离型烟酸。色氨酸在体内可转变为烟酸，一般 60mg 色氨酸可转变为 1mg 烟酸。由于色氨酸可转变为烟酸，因此，计算烟酸摄入量时采用烟酸当量表示，即 NE（mg）= 烟酸（mg）+1/60 色氨酸（mg）。

中国营养学会 2000 年修订膳食营养参考摄入量，建议我国成年男性每日烟酸推荐摄入量（RNI）为 14mg，女性为 13mg。

（七）叶酸

叶酸在酸性溶液中对热不稳定，而在中性和碱性溶液中十分稳定。食物中叶酸经烹调后损失率可高达 50%~90%。膳食中抗坏血酸、葡萄糖和锌可促进叶酸吸收，酒精、抗癫痫药物和避孕药则可抑制叶酸的吸收。人体内叶酸主要以5-甲基四氢叶酸的形式存在，其中一半储存于肝脏。

叶酸缺乏可导致巨幼红细胞贫血。叶酸缺乏还可引起同型半胱氨酸向胱氨酸转化出现障碍，发生高同型半胱氨酸血症。孕妇孕早期缺乏叶酸将导致胎儿神经管畸形，同时，可导致胎儿在宫内发育迟缓、早产及新生儿低体重等。神经管畸形是指由于胚胎在母体内发育至第 3~第 4 周时，神经管未能闭合所造成的先天缺陷。

研究表明，育龄妇女在妊娠前 1 个月至妊娠后 3 个月每天服用 400μg 叶酸，可有效预防神经管畸形的初发和复发。服用大剂量叶酸亦可产生毒副作用，包括引起胎儿发育迟缓，还可干扰抗惊厥药物的效果。

叶酸广泛存在于各类动植物性食品中。叶酸含量丰富的食物有动物肝、肾，蛋类，鱼类，豆类，酵母，绿叶蔬菜，水果及坚果类。需要注意的是，在所有维生素中，叶酸是最可能与药物发生交互作用的一种。目前有包括抗酸药、阿司匹林在内的十大类药物可以干扰机体对叶酸的利用。偶尔服用这些药来治疗头痛、胃功能紊乱可能不会有太大的影响，但是，长期服用这些药物的患者应该注意膳食中叶酸的摄入量，例如长期依赖阿司匹林和抗酸药的慢性疼痛和溃疡患者及吸烟者服用避孕药和抗惊厥药物的患者等。

中国营养学会 2000 年修订膳食营养素参考摄入量，建议我国成年男女每日叶酸推荐摄入量（RNI）为 14μg，孕妇、乳母、婴儿叶酸供给量应相应增加。

（八）维生素 B_{12}

维生素 B_{12} 又名钴胺素、氰钴胺素和抗恶性贫血因子，是一种可以预防和治疗由于内因子缺乏活性以致吸收障碍而引起的恶性贫血的维生素。

缺乏维生素 B_{12} 可导致高同型半胱氨酸血症，导致神经组织的脂质生成异常，引起神经系统功能障碍。严格的素食者由于不吃动物性食物可能发生维生素 B_{12} 缺乏，胃肠道疾病患者（如老年人萎缩性胃炎和胃切除患者）由于胃酸过少可引起维生素 B_{12} 的吸收不良。

维生素 B_{12} 缺乏可导致巨幼红细胞贫血、神经系统损害及高同型半胱氨酸血症。膳食中的维生素 B_{12} 通常来源于动物性食品，主要食物来源为肉类及肉制品、动物内脏、鱼、禽、贝类及蛋类，乳及乳制品中亦含有少量。

（九）抗坏血酸

抗坏血酸又称维生素 C，在热、光照、碱性溶液中或有过渡态金属离子如铁、铜离子存在的条件下极不稳定。

抗坏血酸在体内作为抗氧化剂发挥作用，可以直接清除多种自由基。抗坏血酸在体内还作为羟化酶辅酶参与脯氨酸、赖氨酸等的羟化，与胶原、5-羟色胺、去甲肾上腺素、胆汁酸、肉碱、抗体等的合成有关。抗坏血酸在胃中还具有阻断亚硝胺生成、促进铁在肠道内吸收的作用。

人类不能合成维生素 C，必须从食物中摄取。如经常能吃到足量的多种蔬菜和水果，注意合理的烹调，一般不会发生维生素 C 缺乏。当膳食摄入不能满足需要时，则可引起维生素 C 不足或缺乏。

维生素 C 缺乏的早期症状是轻度疲劳，无其他伴随症状，严重缺乏可引起坏血病。维生素 C 缺乏最特异的一个体征是毛囊过度角化带有出血性晕轮，继而出现典型的坏血病症状，包括牙龈肿胀出血、球结膜出血、皮下瘀斑、紫癜、关节疼痛及关节腔积液、机体抵抗力下降、伤口愈合迟缓等，同时还可伴有轻度贫血以及多疑、抑郁等精神症状；随着病情发展可发生身体不同部位的疼痛，尤其是胸部疼痛及全身鳞状皮肤损伤，晚期常因发热、痢疾、水肿、麻痹或肠坏疽而死亡。

维生素 C 主要来源是新鲜蔬菜和水果，如绿色和红色、黄色的辣椒，菠菜，西红柿，红枣，山楂，柑橘，柚子，草莓等；野生的蔬菜和水果如苜蓿、刺梨、沙棘、猕猴桃和酸枣等维生素 C 含量尤其丰富。

中国营养学会 2000 年修订膳食营养参考摄入量，建议我国成年男女每日抗坏血酸推荐摄入量（RNI）为 100mg。

八、矿物质

人体组织中除碳、氢、氧、氮以外的其他元素统称为矿物质，亦称无机盐或灰分。矿物质人体不能自行合成，必须从膳食和饮水中摄取，其中，占体重 0.01% 以上的矿物质称为常量元素，如钙、磷、钾、钠、氯、镁、硫等；占体重 0.01% 以下的矿物质称为微量元素。1995 年 FAO/WHO 将所发现的微量元素分为三类，第一类为人体必需，包括碘、锌、铁、铜、硒、钼、铬、锰、钴、氟；第二类为人类可能必需的微量元素，包括锰、硅、镍、硼、钒等 5 种。第三类为具有潜在毒性但低剂量可能具有作用，包括铜、镉、汞、砷、铝、锂、锡。

（一）钙

钙是机体组成中含量最多的无机元素，总量约为 1.0~1.2 kg。

1. 钙的吸收

（1）有利钙吸收的因素：活性维生素 D、乳糖、膳食蛋白质充足，增强了小肠对钙的吸收能力。适宜的钙磷比例（1：1~1：2）有利于钙的吸收。

（2）干扰钙吸收的因素：膳食中草酸盐、植酸盐与钙结合生成难吸收的盐类，从而降低肠道对钙的吸收率。粮谷中植酸较多，某些蔬菜（如空心菜、菠菜、苋菜、竹笋、厚皮菜、折耳根等）中草酸较多，不但其中的钙难吸收，而且影响其他食物钙在胃肠道的吸收。膳食纤维干扰钙的吸收，脂肪消化不良影响钙的吸收。膳食蛋白质摄入过多，可使钙排出增加。

（3）机体状况影响钙吸收利用：人体对钙的需要量能影响钙的吸收。婴幼儿、青春期、孕妇、乳母因为对钙的需要增加，钙吸收率也相应增加，有文献报道，青春期儿童、孕妇对钙的吸收率可达 50%～70%；而随年龄增长，钙吸收率也逐渐下降，70～79 岁老人与 20～50 岁的人比较，对钙的吸收率下降了 1/3 左右。此外，体力活动、负荷运动等对骨骼强度需要的增加，增加了机体对钙的需要，可间接促进钙在肠道的吸收。

2. 钙的生理功能

人体内含钙总量约为 1～1.2kg，其中 99% 与磷形成羟磷灰石，构成骨骼，成为人体最根本的支柱；还有少量分布于牙齿中。钙还具有调节神经肌肉兴奋性与心脏搏动的作用，对血液凝固过程、酸碱平衡也有影响。钙对一些酶如腺苷酸环化酶、鸟苷酸环化酶、磷酸二酯酶、酪氨酸羟化酶等的活性也有调节作用。

婴幼儿缺钙可导致佝偻病，成年人缺钙可导致骨质疏松与骨质软化。长期摄入高钙可引起便秘，增加尿路结石的危险，影响其他矿物质的吸收，严重时造成肾功能损害。

中国营养学会 2000 年修订膳食营养参考摄入量，建议我国成年男女每日钙适宜摄入量（AI）为 800mg。不同年龄、生理时期中国居民钙需要量不同。

乳及乳类制品含钙量高（110mg/100g），加上乳糖的作用，吸收率也高，是优质的钙来源，中国营养学会推荐每日饮奶。此外，小虾皮、酥炸小鱼、芝麻酱含钙量也较高，可以常食用。传统加工的豆制品由于加工时添加钙剂作为凝固剂，含钙也较高，不失为钙的良好来源。

（二）铁

成年人体内含铁 3～5g。70% 的铁存在于血红蛋白、肌红蛋白、血红素酶类（如细胞色素氧化酶、过氧化物酶、过氧化氢酶等）、辅助因子及运载铁中，称为功能性铁；其余 30% 的铁作为体内的储存铁，主要以铁蛋白和含铁血黄素形式分布于肝、脾和骨髓中，需要时释放入血，与运铁蛋白结合后转运到外周组织。

食物中的铁分为血红素铁和非血红素铁。血红素铁主要存在于动物性食物中。血红素铁可与血红蛋白和肌红蛋白中的原卟啉结合，不受膳食中植酸和草酸影响，直接由肠黏膜上皮细胞吸收，因此吸收率较高。非血红素铁主要存在于植物性食物中，吸收受植酸和草酸等的影响，因此吸收率较低（3%~5%）。

1. 生理功能

铁在体内参与组成血红蛋白、肌红蛋白，与氧的运输密切相关；铁还作为一些酶的辅助因子，如过氧化物酶、过氧化氢酶、细胞色素氧化酶等；铁还参与维持正常免疫功能。

2. 缺乏与过量

铁缺乏是一种很常见的营养缺乏病，特别是在婴幼儿、孕妇和乳母中更易发生。两岁前因生长发育快，需要量相对增加，且膳食中含铁量少，故易造成铁缺乏；青春期少女因发育快及月经失血，易处于铁缺乏状态。2002年我国第四次营养调查表明，我国的贫血患者中缺铁性患病率高达15.2%，其中尤以儿童、育龄妇女和老年患者多见。铁缺乏的症状由轻到重一般可分为三个阶段：第一阶段仅铁存量减少，表现为血清铁蛋白测定结果降低，此阶段尚不会引起有害的生理学后果。第二阶段为红细胞生成缺铁期，其特征是血清铁蛋白、血清铁、运铁蛋白饱和度等都下降，但因血红蛋白尚未下降，故称为无贫血的铁缺乏期。第三阶段为缺铁性贫血，此时血红蛋白和红细胞比积均下降，贫血的严重程度取决于血红蛋白减少的程度。

缺铁性贫血可导致儿童和母亲的死亡率增加，贫血能引起机体工作能力明显下降，儿童铁缺乏可引起心理活动和智力发育的损害以及行为改变。铁缺乏导致的儿童认知能力的损害，即便以后补充铁也难以恢复。铁缺乏还会出现心慌、气短、头晕、眼花、精力不集中等症状。儿童易烦躁、注意力不集中、学习能力下降等，也同缺铁性贫血有关。

铁的膳食适宜摄入量（AI），成年男子为每日15mg，成年女性为每日20mg，孕妇和乳母分别为每日25~35mg和25mg。其可耐受最高摄入量（UL）为50mg。膳食中铁的良好来源为动物肝脏、动物全血、畜禽肉类、鱼类等。含铁酱油是一种强化铁食品。

（三）锌

成人体内含锌2~3g。锌分布于人体所有的组织器官，以肝、肾、肌肉、视网膜、前列腺内含量较高，血液中75%~85%的锌分布于红细胞内。

缺锌使生长发育停滞、机体免疫力降低、记忆力丧失和学习能力下降。缺锌还可以导致食欲减退、性成熟障碍、睾丸萎缩、肝脾肿大、皮肤粗糙等。锌过量对人体有害。急性锌中毒可引起胃部不适、眩晕和恶心等。

海产品是锌的良好来源，奶类和蛋类次之，蔬菜、水果含锌较少。植酸、鞣酸和纤维素影响锌的吸收，铁也可抑制锌的吸收。WHO（1997 年）按锌的吸收率为 20% 计算，推荐的日供应量为：0~12 月龄 6mg，1~10 岁 8mg；男性 11~17 岁 14mg，18 岁及以上 11mg；女性 10~13 岁 13mg，14 岁及以上 11mg；妊娠妇女 15mg；哺乳期妇女为 27mg。我国规定 1~9 岁 10mg，10 岁及以上为 15mg，孕妇、乳母为 20mg。

九、水

水是一切生命必需的物质，但是，由于大多数状况下没有缺水情况发生，因此，水的营养问题一般没有引起充分重视。水是体内含量最多的成分，成年男子含水量约为体重的 60%，女子为 50%~55%。体内含水量与年龄有关，年龄越小，含水量越多，胚胎含水量可达体重的 98%。水在体内分布于细胞内外，细胞内水分占 2/3，细胞外水分占 1/3。体内各器官中血液水分最多，脂肪组织水分最少。体内水来源于饮水、食物中的水以及体内代谢内生水，通常每日每人约饮水 1200 ml，食物含水约 1000 ml，代谢内生水 300 ml。体内水的排出主要是通过肾脏，约占 60%，其次是经肺、皮肤和粪便，每日人体水平衡维持在 2500 ml 左右。

水在体内的主要功能是组成体液、润滑或滋润各种组织器官；同时，水又是营养物质的载体、代谢产物的溶剂，直接参加每种物质代谢过程，包括转运、转化以及排泄等。此外，水还有调节体温的作用，通过蒸发或出汗过程，维持体温的恒定。

水摄入不足或丢失，可引起体内失水。若失水达体重 2% 时，产生口渴、尿少等症状；失水超过体重 10% 时，可出现烦躁、眼球内陷、皮肤失去弹性、全身无力、体温与脉搏增加、血压下降等表现；失水达体重 20% 时，将导致死亡。水摄入过多，超过肾脏排泄能力，可引起水中毒，这种情况可见于肾脏疾病、充血性心力衰竭等，临床表现为渐进性精神迟钝、恍惚、昏迷、惊厥等，严重时将引起死亡。

水的需要量受代谢状况、年龄、体力活动、环境温度、膳食等因素的影响，因此，需要量变化较大。美国曾提出成年人水的需要量为 1 ml/kcal，考虑到活动、出汗、环境等因素的变化及发生水中毒的危险性极小，推荐的水需要量可增加到 1.5 ml/kcal。

第二节　膳食结构

膳食结构是指膳食中各类食物的数量及其在膳食中所占的比重，既反映了人们的饮食习惯、生活水平高低，也反映出一个国家的经济发展水平和农业发展状况，是经济社会发展的重要特征。

一、膳食结构的类型和特点

膳食结构类型的划分有许多方法，但最重要的依据仍是动物性和植物性食物在膳食构成中的比例。根据膳食中植物性食物所占的比重，以及能量、蛋白质、脂肪和碳水化合物的供给量作为划分膳食结构的标准，可将世界不同地区的膳食结构分为以下四种类型：

（一）动植物食物平衡的膳食结构

膳食中动物性食物与植物性食物比例比较适当。日本人的膳食可以作为该类型的代表。该类型膳食的特点是：能量能够满足人体需要，又不至于过剩。蛋白质、脂肪和碳水化合物的供能比例合理。来自于植物性食物的膳食纤维和来自于动物性植物的营养素（如铁、钙等）均比较充足，同时动物脂肪又不高，有利于避免营养缺乏病和营养过剩性疾病，促进健康。此类膳食结构已经成为世界各国调整膳食结构的参考。

（二）以植物性食物为主的膳食结构

膳食构成以植物性食物为主，动物性食物为辅。大多数发展中国家的膳食属此类型。其特点是：谷物食品消费量大，动物性食品消费量小。动物性蛋白质一般占蛋白质总量的 10%~20%，植物性食物提供的能量占总能量近 90%。该类型的膳食能量基本可满足人体需要，但蛋白质、脂肪摄入量均低，主要来自动物性食物的营养素（如铁、钙、维生素 A 等）摄入不足。营养缺乏病是这些国家人群的主要营养问题。但从另一方面看，以植物性食物为主的膳食结构，膳食纤维充足、动物性脂肪较低，有利于冠心病和高脂血症的预防。

（三）以动物性食物为主的膳食结构

这种膳食结构是多数欧美发达国家的典型膳食结构，属于营养过剩型的膳食结构。主要特点是高热量、高脂肪、高蛋白质，而膳食纤维占比较低。与以植物性食物为主的膳食结构相比，营养过剩是此类膳食结构国家人群所面临的主要健康问题。

（四）地中海膳食结构

该膳食结构的特点是居住在地中海地区的居民所特有的，意大利、希腊可作为该种膳食结构的代表，其膳食结构的主要特点如下：

（1）膳食富含植物性食物，包括水果、蔬菜、薯类、谷类、豆类、坚果等。

（2）食物的加工程度低，新鲜度较高，该地区居民以食用当季、当地产的食物为主。

（3）橄榄油是主要的食用油，所占比例较高。

（4）每天食用少量、适量的奶酪和酸奶。

（5）每周食用少量、适量的鱼、禽、蛋。

（6）以新鲜水果作为典型的每日餐后食品，甜食每周只食用几次。

（7）每月食用几次红肉（猪肉、牛肉和羊肉及其产品）。

（8）大部分成年人有饮用葡萄酒的习惯。地中海地区居民心脑血管疾病发生率很低，西方国家已对其给予了关注，并纷纷参照这种膳食模式改进自己国家的膳食结构。

二、中国居民的膳食结构

（一）中国居民传统膳食结构的特点

中国居民的传统膳食以植物性食物为主，谷类、薯类和蔬菜的摄入量较高，肉类的摄入量比较低，豆制品总量不高且随地区而不同，奶类消费在大部分地区不高。此种膳食有以下几个特点：

1. 高碳水化合物

我国南方居民多以大米为主食，北方以小麦粉为主食，谷类食物的供能比例占 70%以上。

2. 高膳食纤维

谷类食物和蔬菜中所含的膳食纤维丰富，因此我国居民膳食纤维的摄入量也很高。这是我国传统膳食的优势之一。

3. 低动物脂肪

我国居民传统的膳食中动物性食物的摄入量很少，动物脂肪的供能比例一般在 10%以下。

（二）中国居民膳食结构的现状与问题

当前中国城乡居民的膳食仍然以植物性食物为主，动物性食物为辅。但中国幅员辽阔，各地区、各民族以及城乡之间的膳食结构存在很大差别，富裕地区与贫困地区差别较大。而且随着社会经济发展，我国居民膳食结构正向"富裕型"膳食结构的方向转变。

2002 年第四次全国营养调查资料表明，我国居民膳食质量明显提高，城乡居民能量及蛋白质摄入得到基本满足，肉、禽、蛋等动物性食物消费量明显增加，优质蛋白比例上升。与 1992 年相比，农村居民膳食结构趋向合理，优质蛋白质占蛋白质总量的比例从 17%增加到 31%，脂肪供能比由 19%增加到 28%，碳水化合物供能比由 70%下降到 61%。

同时我国居民膳食结构还存在很多不合理之处，对居民营养与健康问题仍要予以高度关注。城市居民膳食结构中，畜肉类及油脂消费过多，谷类食物消费偏低。奶类、豆类制品摄入过低仍是全国普遍存在的问题。铁、维生素 A 等微量营养素缺乏仍是我国城乡居民普遍存在的问题。全国城乡居民钙摄入量仅为每标准人 389mg/日，还不到适宜摄入量的半数。

三、《中国居民膳食指南》与膳食营养参考摄入量

（一）《中国居民膳食指南》与膳食平衡宝塔

《中国居民膳食指南》是根据营养学原则，结合国情制定的，是教育人民群众通过平衡膳食，以摄取合理营养、促进健康的指导性意见。为了帮助人们在日常生活中实践该指南，中国营养学会专家委员会进一步指出了食物定量指导方案，并以宝塔图形表示。膳食平衡宝塔图直观地告诉居民食物分类的概念及每天

各类食物的合理摄入范围，即每日应吃食物的种类及相应的数量，对合理调配平衡膳食进行具体指导。

1. 《中国居民膳食指南》

我国的第一个膳食指南是 1989 年制定的，已使用多年。中国营养学会分别于 1997 年和 2007 年公布了两次修订的《中国居民膳食指南》，同时提出了针对婴儿、幼儿与学龄前儿童、学龄儿童、青少年、孕妇、乳母、老年人的《特定人群膳食指南》，作为补充。

《中国居民膳食指南（2007）》主要内容包括：

（1）食物多样，谷类为主，粗细搭配。

（2）多吃蔬菜水果和薯类。

（3）每天吃奶类、大豆或其制品。

（4）常吃适量的鱼、禽、蛋和瘦肉。

（5）减少烹调油用量，吃清淡少盐膳食。

（6）食不过量，天天运动，保持健康体重。

（7）三餐分配要合理，零食要适当。

（8）每天足量饮水，合理选择饮料。

（9）如饮酒应限量。

（10）吃新鲜、卫生的食物。

2016 年 6 月，国家卫生计生委发布了《中国居民膳食指南（2016）》。新版指南是对旧版《中国膳食指南（2007）》的修订，从内容上来说并没有颠覆性的变化，但从修订过程来说，有两个很明显的变化：一是修订的过程更加规范、更加科学；二是采用询证的方法，依据了营养健康领域的新研究、新发现，对膳食指南的内容进行论证。

《中国居民膳食指南（2016）》主要内容包括：

（1）食物多样，谷类为主。

（2）吃动平衡，健康体重。

（3）多吃蔬果、奶类、大豆。

（4）适量吃鱼、禽、蛋、瘦肉。

（5）少盐少油，控糖限酒。

（6）杜绝浪费，兴新食尚（见图 3-1）。

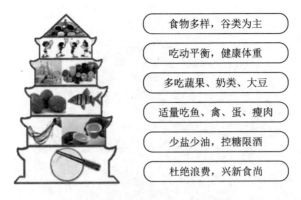

图 3-1　中国居民膳食指南（2016）

2. 中国居民膳食平衡宝塔

中国居民膳食平衡宝塔（见图 3-2）是根据《中国居民膳食指南》结合中国居民的膳食结构特点设计的，它把膳食平衡的原则转化成各类食物的重量，并以直观的宝塔形式表现出来，便于群众理解和在日常生活中实行。

中国居民膳食平衡餐盘见图 3-3。

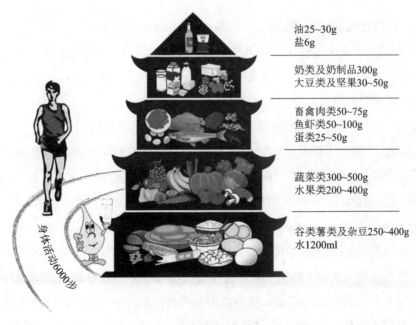

图 3-2　中国居民膳食平衡宝塔（2007）

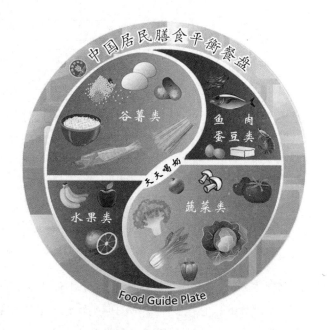

图 3-3　中国居民膳食平衡餐盘（2016）

（二）膳食营养素参考摄入量（Dietary Reference Intakes，DRIs）

DRIs 是在 RDAs 基础上发展起来的一组每日平均膳食营养素摄入量的参考值，包括四项内容：估计平均需要量（EAR），推荐摄入量（RNI），适宜摄入量（AI）和可耐受最高摄入量（UL）。

1. 估计平均需要量（Estimated Average Requirement，EAR）

EAR 是根据个体需要量的研究资料制定的，是根据某些指标判断可以满足某一特定性别、年龄及生理状况群体中50%个体需要量的摄入水平。这一摄入水平不能满足群体中另外50%个体对该营养素的需要。EAR 是制定 RDAs 的基础。

2. 推荐摄入量（Recommended Nutrient Intake，RNI）

RNI 相当于传统使用的 RDAs，是可以满足某一特定性别、年龄及生理状况群体中绝大多数（97%~98%）个体需要量的摄入水平。长期保持 RNI 水平，可以满足身体对该营养素的需要，保持健康和维持组织中有适当的储备。RNI 的主要用途是作为个体每日摄入该营养素的目标值。RNI 是以 EAR 为基础制定的。如果已知 EAR 的标准差，则 RNI 定为 EAR 加两个标准差，即 RNI = EAR+2SD。

如果关于需要量变异的资料不够充分，不能计算 SD 时，一般设 EAR 的变异系数为 10%，这样 RNI=1.1×EAR。

3. 适宜摄入量（Adequate Intakes，AI）

在个体需要量的研究资料不足不能计算 EAR，因而不能求得 RNI 时，可设定适宜摄入量（AI）来代替 RNI。AI 是通过观察或实验获得的健康人群某种营养素的摄入量。例如纯母乳喂养的足月产健康婴儿，从出生到 4~6 个月，他们的营养素全部来自母乳。母乳中供给的营养素量就是他们的 AI 值，AI 的主要用途是作为个体营养素摄入量的目标。AI 与 RNI 相似之处是二者都用作个体摄入的目标，能满足目标人群中几乎所有个体的需要。AI 和 RNI 的区别在于 AI 的准确性远不如 RNI，可能显著高于 RNI。因此使用 AI 时要比使用 RNI 更加小心。

4. 可耐受最高摄入量（Tolerable Upper Intake Level，UL）

UL 是平均每日可以摄入某营养素的最高量。这个量对一般人群中的几乎所有个体都不至于损害健康。如果某营养素的毒副作用与摄入总量有关，则该营养素的 UL 是依据食物、饮水及补充剂提供的总量而定。如毒副作用仅与强化食物和补充剂有关，则 UL 依据这些来源来制订。

四、膳食平衡与膳食指导

平衡膳食、合理营养是健康饮食的核心。完善而合理的营养可以保证人体正常的生理功能，促进健康和生长发育，提高机体的抵抗力和免疫力，有利于某些疾病的预防和治疗。合理营养要求膳食能供给机体所需的全部营养素，而不发生缺乏或过量的情况。平衡膳食则主要从膳食方面保证营养素的需要，以达到合理营养，它不仅需要考虑食物中含有营养素的种类和数量，还必须考虑食物合理的加工方法，烹饪过程中如何提高消化率和减少营养素的损失等问题。

营养配餐就是按照人们身体的需要，根据食物中各种营养素的含量，设计一天、一周或一个月的食谱，使人体摄入的蛋白质、脂肪、碳水化合物、维生素和矿物质等几大营养素比例合理，即达到平衡膳食。营养配餐是实现平衡膳食的一种措施。平衡膳食的原则通过食谱才得以表达出来，充分体现其实际意义。

（一）营养配餐的理论依据

营养配餐是一项实践性很强的工作，与人们日常饮食直接相关。要做到营养配餐科学合理，需要以一系列营养理论为指导。

1. 中国居民膳食营养素参考摄入量（DRIs）

中国居民膳食营养素参考摄入量（DRIs）是每日平均膳食营养素摄入量的一组参考值，DRIs 是营养配餐中能量和主要营养素需要量的确定依据。DRIs 中的 RNI 是个体适宜营养素摄入水平的参考值，是健康个体膳食摄入营养素的目标。编制营养食谱时，首先需要以各种营养素的推荐摄入量（RNI）为依据确定需要量，一般以能量需要量为基础。制定出食谱后还需要以各种营养素的 RNI 为依据评价食谱的制定是否合理，如果 RNI 相差不超过 10%，说明编制的食谱合理可用，否则需要加以调整。

2.《中国居民膳食指南》和膳食平衡宝塔

膳食指南本身就是合理膳食的基本规范，膳食平衡宝塔则是根据膳食指南量化和形象化的表达，是人们日常生活中贯彻膳食指南的工具。根据膳食平衡宝塔，我们可以很方便地制定出营养合理、搭配适宜的食谱。

3. 食物成分表

食物成分表是营养配餐工作必不可少的工具。要开展好营养配餐工作，必须了解和掌握食物的营养成分。中国疾病控制中心营养与食品安全所于 2002 年出版了新的食物成分表，所列食物以原料为主，各项食物都列出了产地和食部，包括了 1506 条食物的 31 项营养成分。"食部"是指按照当地的烹调和饮食习惯，把从市场上购买的样品去掉不可食的部分之后，所剩余的可食部分所占的比例。通过食物成分表，我们在编制食谱时才能将营养素的需要量转换为食物的需要量，从而确定食物的品种和数量。在评价食谱所含营养素摄入量是否满足需要时，同样需要参考食物成分表中各种食物的营养成分数据。

4. 营养平衡理论

（1）膳食中三种宏量营养素需要保持一定的比例平衡：膳食蛋白质、脂肪和碳水化合物为"产能营养素"。在膳食中，这三种产能营养素必须保持一定的比例，才能保证膳食平衡。若按其各自提供的能量占总能量的百分比计，则蛋白质占 10%～15%，脂肪占 20%～25%，碳水化合物占 55%～65%。打破这种适宜比例，将不利于健康。

（2）膳食中优质蛋白质与一般蛋白质保持一定的比例：在膳食构成中要注意将动物性蛋白质、一般植物性蛋白质和大豆蛋白质进行适当的搭配，并保证优质蛋白质占蛋白质总供给量的 1/3 以上。

（3）保持饱和脂肪酸、单不饱和脂肪酸和多不饱和脂肪酸之间的平衡。

（二）营养指导的一般原则

基于上述理论原则，营养指导的原则可以简化为"一多三少"，即"摄食种类多、量少、盐少、油少"。

"摄食种类多"是营养平衡的最大原则。各类食物所含的营养成分不同，适当有意地增加摄食品种，粗、细粮搭配，主、副食结合，各种肉奶蛋、海产品和蔬菜水果的平衡使用，才能营养互补、饮食合理。不论营养多么丰富，或者多么健康的食品，如果天天吃、顿顿吃，都会引起营养不平衡的问题。

以谷类食物为主。在多样的食品中，应以谷类食物为主。谷类是我国居民的传统主食，南方以大米为主，北方以小麦为主。谷类是最好的能量来源，全谷还可提供丰富的膳食纤维。

"量少"就是食不过量，这是控制能量摄取、保持健康体重的关键所在。我国超重肥胖人群增速惊人，2002 年全国营养调查显示，肥胖和超重的患病率分别为 7.1% 和 22.8%，比 10 年前增长了 97.2% 和 40.7%，而且在未来的 20 年里可能还要翻倍。肥胖是多种慢性病共同的危险因素，我国肥胖人群发生高血压、心脏病、中风和糖尿病的危险性分别是正常人群的 5.2 倍、1.7 倍、2 倍和 4 倍。因此，控制体重是预防慢性病、保持健康的基础。

"盐少"强调清淡少盐膳食。我国是传统的高盐饮食国家，1982 年、1992 年和 2002 年三次中国居民营养与健康状况调查结果显示，我国居民食盐摄入量一直居高不下。2002 年的调查显示，我国居民人均每天消费食盐 10.7g，远高于 WHO 推荐的食盐摄入量（每日<5g）和中国居民膳食平衡宝塔塔顶食盐不超过 6g 的建议。食盐消费和高血压有明显关系，改变"口重"的饮食习惯，限制食盐摄入量是高血压防治的核心。

"油少"则要求减少烹调油用量。2002 年中国居民营养与健康状况调查结果显示，我国居民平均每天摄入烹调油 42g，远高于《中国居民膳食指南》的推荐量 25g。人们日常食用的烹调油包括植物油和动物脂肪，总体上说，动物脂肪中饱和脂肪酸和胆固醇含量高。高脂肪、高胆固醇膳食是诱发高脂血症的危险因子。美国膳食指南尤其强调食品油少，并指导食品加工企业开发各种低脂食物，如去皮鸡肉、低脂牛奶、精瘦肉等。最近，反式脂肪酸的危害备受关注，膳食中的反式脂肪酸主要来源于油脂氢化（人造奶油）和高温烹调过程。研究表明，反式脂肪酸能升高低密度脂蛋白胆固醇、降低高密度脂蛋白胆固醇，而且可能是导致某些肿瘤的危险因子。

（三）营养食谱的编制原则

根据营养配餐的理论依据，营养食谱的编制可以遵循以下原则：

1. 保证营养平衡

按照《中国居民膳食指南》的要求，膳食应满足人体需要的能量、蛋白质、脂肪及各种矿物质和维生素。不仅品种要多样，而且数量要充足，膳食既要能满足就餐者需要又要防止过量。对于一些特殊人群，如生长期儿童和青少年、孕妇和乳母，还要注意易缺营养素如钙、铁、锌等的供给。

2. 各类营养素之间的比例要适宜

膳食中能量来源及其在各餐中的分配比例要合理。要保证膳食蛋白中优质蛋白质占适宜比例。要以植物油作为油脂的主要来源，同时还要保证碳水化合物的摄入。各矿物质之间的配比也要适当。

3. 食物搭配要合理

注意酸性食物与碱性食物的搭配，注意主食与副食、杂粮与精粮、荤与素等食物的平衡搭配。

4. 膳食制度要合理

一般应该定时定量进餐，成人一日三餐，儿童三餐以外再加一次点心，老人也可以在三餐之外加点心。

5. 照顾饮食习惯，注意饭菜的口味

在可能的情况下，膳食既要多样化，又要照顾就餐者的饮食习惯。注意烹调方法，做到色香味形俱佳。

6. 考虑季节和市场供应情况

主要是熟悉季节和市场可供选择的原料，并了解其营养特点。

7. 兼顾经济条件

既要使食谱符合营养要求，又要考虑进餐者经济上的承受能力，这样才会使食谱有实际意义。

第三节　保健食品和功能食品

一、保健食品概述

(一) 保健食品的概念

一般食品对人体都具有两种功能：第一是营养功能，即通过摄取食物来满足人体生长、发育和各种生理功能对营养素的需要；第二是愉悦功能，即在摄食的过程中得到食物色、香、味的享受，同时也满足人体饱腹的要求。

随着膳食营养研究的逐步深入，人们发现某些营养素或食物成分在调节生理功能、预防疾病方面具有重要生理作用，特别是发现有些植物性食物中含有能够有效降低慢性退行性疾病（如高血压、糖尿病、心脏病、脑卒中及癌症等）的发生率的成分，产生了极大的兴趣，随之产生了新型食品——保健食品。

目前，保健食品在国际上尚不存在广泛接受的、统一的名称和定义。中国称"保健食品"，有的国家则称"健康食品"或"功能食品"。1997 年 5 月 1 日，我国颁布、实施的《中华人民共和国保健（功能）食品通用标准》对保健食品的定义规定为："保健食品是食品的一个种类，具有一般食品的共性，适于特定人群食用，不以治疗疾病为目的。"

(二) 对保健食品的认识

对保健食品的正确理解应当包含下列几个要素：

第一，在属性方面，保健食品必须是食品，必须无毒、无害，符合应有的食品要求。

第二，在成分和加工方面，它可以是含有某种成分的天然食品，或者是食物中添加的某些成分，或者通过食品工艺技术去除了其中某些成分的食品。

第三，在功能方面，它具有明确的、具体的，而且经过科学验证是肯定的保健功能。保健食品可能只适用于某些特定人群，如限定年龄、性别或限定结构的人群，不可能对所有人都有同样的作用。

第四，保健食品不以治疗为目的，不可能取代药物对患者的治疗作用；而且保健食品的特定功能也不能取代正常的膳食摄入和对各类必需营养素的需求。

具体来说，一定要分辨保健食品、普通食品与药物的区别。普通食品为一般人所食用，具有人体摄取的各类营养素，并满足色、香、味等感官需求；药物为患者所服用，达到治疗疾病的目的；而保健食品通过调节人体生理功能，促使机体由第三态（亚健康状态）向健康状态恢复，达到提高健康水平的目的。

二、保健食品的功能分类

目前，中国食品药品监督管理局（SFDA）受理的保健食品大致可以分为以下几类：

（1）增强生理功能的保健食品，具有增强免疫、辅助改善记忆、抗氧化、缓解体力疲劳、改善睡眠、调节肠道菌群、促进消化等公用的保健食品就属于此类。

（2）预防慢性疾病的保健食品，如对高血压、冠心病、脑卒中、糖尿病等具有预防作用的辅助降血脂、辅助降血糖、辅助降血压、减肥、增加骨密度等功能的保健食品。

（3）增强机体对外界抵抗能力的保健食品，如抗辐射、排铅功能的保健食品等。

（4）补充微量营养素（维生素和矿物质）的保健食品，这类保健食品被称为"营养补充剂"。

（一）改善生长、发育的保健食品

生长是指某一特定类型的细胞的数目和大小增加，表现为身体大小的改变，体现为身高和体重的增加。从母亲怀孕的早期开始，胎儿的发育和新生儿、婴幼儿的发育离不开营养素的供给和利用。

研究发现，早期营养能调节机体的生长和发育，并可能影响神经功能和行为。同样重要的是，早期的营养可对终生起程序化的作用，影响成年后的健康，从而影响整个生活质量。

生长、发育不是简单的身体由小增大的过程，涉及个体细胞的增长分化、器官结构及功能的改善。其中骨骼的生长和矿化对于体格形成非常重要，摄取适当的营养成分及运动对少年儿童的健康非常重要。

目前用于改善儿童生长发育的保健食品主要包括高蛋白食品、维生素强化食品、赖氨酸食品、补钙食品、补铁食品和磷脂食品、DHA 食品等。促进骨骼生长的有补钙食品、维生素 D、锌等，影响细胞分化的保健食品有维生素 A，促进细胞生长和器官发育的有蛋白质、脂类、维生素 A、B 族维生素以及锌、碘、牛磺酸等。

目前国内外市场上认为具有促进生长发育功能的食物成分有牛磺酸、不饱和脂肪酸、肌醇，食品有螺旋藻、刺参、牛初乳和富锌食品。

（二）增强免疫的保健食品

人体的免疫系统由免疫器官、免疫细胞和免疫分子组成。免疫活性细胞对抗原分子的识别、自身活化、增殖、分化及产生效应的全过程称为免疫应答，包括非特异性免疫和特异性免疫。非特异性免疫系统包括皮肤、黏膜、单核—吞噬细胞系统、补体、溶菌酶、纤毛等；而特异性免疫系统又分为 T 淋巴细胞介导的细胞免疫和 B 淋巴细胞介导的体液免疫两大类。

免疫是机体在进化过程中识别自身、排斥异己的一种重要功能。免疫功能包括免疫防护、免疫自稳和免疫监视三方面内容。免疫系统通过对自我和非我物质的识别与应答以维持机体的正常生理活动。

与免疫功能有关的保健食品，是指那些具有增强机体对疾病的抵抗力、抗感染及维持自身生理平衡的食品，它们分别具有参与免疫系统的构成、促进免疫器官的发育和免疫细胞的分化、增强机体的维持免疫和体液免疫的功能，如蛋白质、氨基酸脂类、维生素、微量元素多种营养素，以及核酸、类黄酮物质等食物成分。

目前国内外认为具有免疫调节功能的部分物质有：香菇多糖、灵芝和灵芝多糖、云芝多糖、银耳多糖、猪苓多糖、山药和山药多糖、黄芪多糖、虫草多糖、金针菇多糖、黑木耳多糖、牛膝多糖、茯苓多糖、猴头菇、蛋黄免疫蛋白、螺旋藻、蚂蚁、枸杞、阿胶、花粉、卵白肽、核酸等。

（三）抗氧化和延缓衰老的保健食品

呼吸时，吸进氧气，呼出二氧化碳，这是尽人皆知的常识。人体需要氧气，因为机体能量的产生离不开三大能量营养素的氧化提供能量，在氧化的过程中，机体会产生活性氧，包括氧自由基和过氧化物。在幼年及青少年时代，体内的氧化和抗氧化水平基本平衡，随着年龄的增长，体内氧化水平逐渐增强，而抗氧化能力却逐渐下降，导致体内的自由基增多，过多的自由基损害细胞膜，导致细胞的破坏老化和功能障碍，因此人逐渐衰老，这就是所谓的自由基导致衰老的学说。

衰老是人体在生命过程中形态、结构和功能逐渐衰退的现象，其发生、发展受遗传、神经、内分泌、免疫、环境、社会、生活方式等多种因素的影响。衰老的原因很复杂，现在人们普遍接受的就是前述的自由基学说。过多的自由基导致生物大分子如蛋白质、DNA、RNA、蜡质等的氧化损伤，并可增加肿瘤、心血管疾病、类风湿关节炎、帕金森病等疾病的发生率。

人体的抗氧化体系包括两种：抗氧化酶系统，如超氧化物歧化酶（SOD）、过氧化氢酶、谷胱甘肽过氧化物酶（GSH-PX）等；非麻性抗氧化系统，如维生素 C、维生素 E、类胡萝卜素、硒等。

膳食中含有一系列具有抗氧化活性和明显清除过氧化物及氧自由基的成分。"吃葡萄不吐葡萄皮，不吃葡萄倒吐葡萄皮"是一句绕口令，后半句叙述的是绝对不可能的事情，前半句却被证明是有科学基础的。研究发现，若吃葡萄不吐葡萄皮，其抗氧化活性是维生素 C 的 20 倍、维生素 E 的 50 倍。法国人葡萄酒的消费量为全世界最高，心脑血管疾病的发病率也低于欧洲其他国家。

有关研究还证实，维生素 E、类胡萝卜素（如番茄红素和叶黄素）、维生素 C、锌、硒、多不饱和脂肪酸如鱼油等营养素，以及茶多酚、多糖、葡萄籽原花青素、大豆异黄酮等食物成分均具有明显的抗氧化与延缓衰老的功效。

这些成分被证明具有保持 DNA 结构和功能活性；保持体液、组织及细胞内多不饱和脂肪酸的结构和功能；参与构成机体的抗氧化酶，如硒、锌、铜、锰参与构成 SOD 及 GSH-PX 的作用。生姜中含有的姜黄素可以提高肝脏 SOD、GSH-PX 及过氧化氢酶的活性。

目前，国内外研究认为具有抗氧化、抗衰老的物质有生育酚、生育三烯酚、超氧化物歧化酶、姜黄素、茶多酚、谷胱甘肽、肉苁蓉、葡萄籽提取物、松树皮提取物、大枣等。

（四）辅助改善记忆的保健食品

学习和记忆是脑的高级功能之一。学习是指人或动物通过神经系统接受外界环境信息而影响自身行为的过程。记忆是指获得的信息或经验在脑内储存、提取和再现的神经活动过程。记忆可分为感觉性记忆、短时性记忆和长时性记忆。大脑皮质含有约 100 亿个神经元，海马是大脑边缘系统中与学习、记忆关系最显著、最易确定的一个结构，海马损伤可导致记忆障碍。

不少研究表明，不吃早饭对儿童和青少年的反应时间、空间记忆和即时回忆能力有不良影响，尤其对营养不良或营养缺乏儿童影响更明显，也就是说，营养状况对学习、记忆有明显的调节作用。

研究证实，多种营养素或食物成分在中枢神经系统的结构和功能中发挥着重要作用：有的参与神经细胞或髓鞘的构成；有的直接作为神经递质及其合成的前体物质，如色氨酸、酪氨酸、胆碱作为神经递质 5-羟色胺等的前体物质。维生素 B_1、B_{12}、B_6 和叶酸参与神经递质的合成。有些营养成分与认知过程中新突触的产生或新蛋白的合成有关，如缺锌可使大脑新的记忆细胞产生减少；某些成分可以改善衰老及老年痴呆症，如洋葱、姜、茶叶、银杏叶提取物等；有些营养成分抗脑动脉硬化，降低痴呆发生的危险性，如深海鱼油，或深海鱼如沙丁鱼、三文鱼、鲑鱼、青鱼等。

因此，由下列成分组成的食品形成了具有辅助改善记忆功能的保健食品，如蛋白质和氨基酸、碳水化合物、脂肪酸、大豆卵磷脂、脑磷脂、锌、铁、碘、维生素 C、维生素 E、B 族维生素，以及咖啡因、银杏叶提取物，某些蔬菜、水果中的植物化学物等。

（五）辅助降低血糖的保健食品

高血糖不仅是糖尿病患者视网膜病变、肾脏病变、神经病变等各种并发症的始发因素，而且是心血管疾病危险性增加的促进因素。

蛋白质和脂肪对慢性糖尿病并发症的发展有不良作用，建议糖尿病患者不要摄入太多的蛋白质和脂肪；碳水化合物是影响血糖控制的主要膳食成分，糖尿病患者餐后血糖水平与膳食中可消化的碳水化合物有直接关系。血糖生成指数（GI）是衡量食物摄入后引起血糖改变的一项生理指标。选择血糖生成指数比较低的膳食对胰岛素非依赖型糖尿病的控制有帮助。

降低膳食的血糖生成指数，或者延缓肠道对糖和脂类物的吸收，都有助于降低血糖，膳食纤维类如山楂的果胶、蔬菜中的西黄蓍胶、豆类食品中的豆胶都具有降低血糖生成的作用，常作为辅助降低血糖的保健食品。

微量元素铬在体内可组成葡萄糖耐量因子，协助胰岛素发挥作用，所以富含铬的食品如苦瓜也作为降低血糖的保健食品。

下列物质被认为对改善糖尿病特别是 2 型糖尿病有效，如麦芽糖醇、木糖醇、山梨糖醇、异麦芽糖酮醇、赤藓糖醇、乳糖醇、D-甘露糖醇、苦荞麦、蜂胶、南瓜、刺老芽、地肤子提取物、桑茶叶、番石榴叶提取物、三氯化铬、吡啶甲酸铬等。

（六）辅助调节血脂的保健食品

高脂血症及脂质代谢障碍是动脉粥样硬化形成的主要危险因素。血浆中比较高的 TC、TG 及 LDL-C 及较低的 HDL-C 增加了患动脉粥样硬化、冠心病的危险性，高血脂加重高血压，高血压伴有高血脂，是引发出血性脑卒中的危险因素。

膳食中具有降低血清胆固醇、血浆三酰甘油的食物成分或营养素常作为辅助降血脂作用保健食品的成分，如燕麦、玉米、蔬菜中的膳食纤维具有辅助降低胆固醇的作用。菜子、豆类及谷类食物中含有的植物固醇由于结构上与胆固醇相似，可干扰胆固醇在小肠内的吸收，也作为降低胆固醇的保健食品成分。

富含 n-3 不饱和脂肪酸的膳食，可降低空腹血浆三酰甘油的浓度，并能降低餐后血脂水平。这类膳食包括深海鱼油、月见草油、紫苏子油等。

原国家卫生部批准的调节血脂的保健食品的成分和保健食品有花粉、γ-亚麻酸、α-亚麻酸、枸杞、苦荞麦、黄芪、膳食纤维、山楂、亚油酸、燕麦、DHA、EPA、蘑菇、银杏叶、DPA、壳聚糖、发酵醋、何首乌、甲壳素、灵芝、茶多酚、L-肉碱、香菇、杏仁、红花油、螺旋藻、大蒜、红景天、雪莲花、深海鱼油（海兽油）、沙棘油、酸枣、大黄酸、蛋黄卵磷脂、黑芝麻、月见草油、蜂胶、牛磺酸、绞股蓝、虫草、酿造醋、小麦胚芽油、紫苏油、人参、芦荟、维生素E、玉米油、杜仲、亚麻籽油。

（七）辅助降血压的保健食品

高血压病是内科常见病、多发病之一，目前我国每年新发高血压病患者300万人。高血压的病因可能与年龄、遗传、环境、体重、食盐摄入量、胰岛素抵抗有关。血压越高，冠心病的发病率越高、程度越重，治疗高血压可以降低与冠状动脉相关疾病的危险性。

据统计，膳食中控制食盐、酒精摄入，避免肥胖及增加膳食中钾、钠比值等措施可使收缩压降低 8mmHg 左右。研究发现，膳食补充 n-3 多不饱和脂肪酸有助于降低血压，因此，深海鱼油、月见草油、亚麻籽油、紫苏子油都可作为辅助降血压的保健食品成分。

膳食中增加钾的摄入有助于抑制 Na^+ 的作用，可降低血压，因此，增加富含钾的蔬菜、水果摄入有助于降血压。另外，蔬菜、水果中也含有具有降血压功能的活性成分，如芹菜、苋菜、空心菜、荠菜等。

目前认为具有降血压功能的食品成分有杜仲叶提取物、大豆低聚肽、降血压肽、芦丁（芸香甙）。

（八）改善胃肠道功能的保健食品

由于环境因素、饮食因素、心理因素、药物影响等多方面因素，导致现代人（特别是城市人口）胃肠道功能障碍（或胃肠道疾病）人群日趋扩大。胃肠道功能失调，会导致消化与吸收障碍，临床上出现食欲不振、恶心呕吐、胃痛腹胀、腹泻或便秘等。若长期不能改善，会发展为多种疾病。胃肠道功能失调主要是炎症（急慢性胃炎、肠炎）和溃疡（胃及十二指肠溃疡）所引起的。因此，缓解、抑制、消除炎症与溃疡是改善胃肠道功能的关键。

肠道中的某些寄生菌群，能将某些简单物质合成为维生素 B 族复合物及维生素 K 等，供生命活动利用。肠道黏膜损害和肠道寄生菌群比例失调，可使敏感的菌群被杀灭或抑制，不敏感的菌群乘机过度增殖，严重危害人体健康。

近年来，人们十分重视肠道微生态功能，利用一些有益肠道的活菌制剂及其增殖促进因子可以保证或调整有益的肠道菌群构成，从而保障人体健康，这是当前国内外保健食品开发的重要领域。

肠道菌群包括有益菌（如双歧杆菌和乳杆菌）、有害菌（如产气荚膜杆菌和拟杆菌等）和低有害菌（肠球菌和肠杆菌等）。在正常情况下，各种菌群处于平衡状态。随着年龄的增长，有益菌（尤其是双歧杆菌）的数量会逐年下降，至老年时几乎不再存在。有益菌能抑制肠道有害菌的繁殖和腐败作用，阻止有害物质的形成，并能合成多种维生素，有利于铁、钙的吸收，激活吞噬细胞活性等。因此，凡能促进有益菌生长、抑制有害菌繁殖的物质，都可以起到调节肠道菌群的作用，包括各种低聚糖等。

便秘是指排便次数减少，每 2~3 天或更长时间一次，无规律性，粪质干硬，含水量低，常伴有排便困难感。便秘可分为急性与慢性两类，多见于老年人。经常服用某些药物如止痛剂、麻醉剂、肌肉松弛剂、抗胆碱能药物、阿片制剂、神经节阻滞剂、降压药、利尿药等也容易引起便秘。便秘可使各种分解后的废物和有害物质排泄不畅，导致消化道出血，形成憩室、息肉乃至肿瘤。凡能提高粪便的含水量（如水溶性膳食纤维）的成分、促进胃肠道蠕动（不溶性膳食纤维）

的成分，均能起到润肠通便的作用。

具有改善胃肠道功能的保健食品的部分成分有双歧杆菌、膳食纤维、低聚果糖、低聚异麦芽糖、低聚甘露糖、植物乳杆菌、乳酸杆菌、大豆低聚糖、赤小豆纤维、玉米纤维、聚葡萄糖、异构化乳糖等。

（九）减肥保健食品

肥胖是一种由多种因素引起的慢性代谢病，而且是 2 型糖尿病、心血管病、高血压病、脑卒中和多种癌症的危险因素。超重和肥胖在一些发达国家和地区人群中的患病情况已成流行趋势，我国目前体重超重者已达 22.4%，肥胖者占 3.01%，因此，预防和控制肥胖症的任务，刻不容缓。

目前减肥存在一些误区，具体如下：

（1）服用含有食欲抑制剂药物芬氟拉明、芬太明、安非拉酮、去烷基芬氟拉明等药物（常混入减肥茶中）的非法制品，常容易导致心脏瓣膜损害，还会产生腹泻、头晕等多种不良反应，严重的可因低血糖而导致昏厥，如抢救不及时可导致死亡。

（2）服用含有"速尿"等利尿剂。服用后通过大量排尿而迅速降低体重。但其副作用非常明显：口干、心律不齐、疲乏无力、恶心呕吐，并会损害心肌。

（3）服用含有刺激类药物如麻黄素的制品，通过中枢神经产生作用，加速新陈代谢而达到减肥的效果。但这样会损坏人体器官，导致焦虑失眠、心动过速等症状。

（4）服用大黄类的泻药，使体内水分从肠道排出，以减轻体重。但体内的矿物质、维生素等营养成分也随之丢失，并可伤及肠胃，使肠道产生依赖作用，一旦停服就会产生便秘，并很快恢复原来的肥胖症状。更严重的是，由于水电解质的紊乱，可诱发心脏病，直接危害生命。

（5）饥饿减肥。通过减少饮食量来减肥。但一旦恢复饮食，体重就会立即反弹；且长期饥饿会导致严重营养不良，伤害健康，往往诱发厌食症。

（6）替食疗法。用纤维素之类无机营养成分来替代饮食，实质上是变相的饥饿减肥，具有与饥饿减肥同样的危害作用。

（7）辣椒减肥。是一种局部生热的减肥法，但蒸发的只是水分，很快又会恢复原状。

好的减肥食品应符合世界卫生组织健康减肥的下列标准：不腹泻、不厌食、不乏力、不饥饿、不反弹、皮肤不松弛；每周减重不能超过 0.5~1kg。对市售的某些产品，如成分不明确，作用机制不清，疗效安全未经临床验证的保健品，误服后会对生命产生极大危害。因此，务必理智"减肥"，爱惜生命。

目前，原国家卫生部批准的具有减肥功能的部分物质包括膳食纤维、绞股蓝、茶多酚、L-肉碱、魔芋精粉、乌龙茶、丙酮酸钙、灵芝、虫草、黄芪、红花、茯苓、山楂、银杏叶、荷叶、桑叶。

（十）增加骨密度的保健食品

骨质疏松是老年人，尤其是绝经后妇女最为常见的一种退行性骨代谢疾病。骨质疏松的严重后果在于其引起的病理性骨折，容易发生骨折的部位是胸腰部、髋部和腕部，其中老年人股骨颈骨折，由于多数需要手术治疗和长期卧床，极易发生多种并发症而成为重要的死因。据统计，约50%的股骨颈骨折患者因并发症导致死亡，而50%以上的存活者遗留有残疾或躯体功能障碍，严重影响生活质量。骨折不仅给患者本人造成极大痛苦，也会给家庭和社会带来沉重的经济负担。另外，由于骨质疏松的发生毫无预兆，极易被人们忽视，因此被称为人类健康的"隐形杀手"。世界卫生组织已经将骨质疏松症列为21世纪危害人类的四大疾病之一。

骨质是一种代谢活跃的组织，在人的一生中不断进行着由成骨细胞和破骨细胞参与的骨形成与骨吸收两个过程。当骨成熟时获得骨质峰值，此后，随着年龄的增长以及生理状况的变化，从40~45岁开始，骨质开始以一定的速率减少直至生命的结束，而女性在更年期前后10年，骨质丢失速率加快。影响骨质疏松的因素除了遗传因素外，可能还有内分泌、年龄、性别、运动、机械负荷因素和营养因素等。营养因素又包括钙、磷等矿物质，维生素 D、维生素 A 等，以及蛋白质、膳食纤维等。其中钙、磷矿物质是骨质的重要组成成分，尤其是钙在一般食物中含量较低，无乳制品的膳食常常不能满足人体需要。维生素 D 在钙、磷代谢调节过程中发挥着重要作用，一些特定人群也容易缺乏。因此，这些营养素的营养状况与骨质疏松症的发生存在着密切的关系。

女性绝经后雌激素水平迅速下降，骨量减少速度加快，因此，绝经期后女性骨质疏松发病率增加。目前研究发现，大豆中的大豆异黄酮和苜蓿、三叶草中的异黄酮类成分属于植物雌激素，可减缓骨量流失，防止骨质疏松。

目前中国市场上防止骨质疏松的保健食品有乳酸钙、磷酸氢钙、生物钙、醋酸钙、酪蛋白钙钛、磷酸钙、碳酸钙、骨钙、珍珠粉、葡萄糖酸钙、L-苏糖酸钙、甘氨酸钙、活性钙、柠檬酸钙、骨髓、氨基酸钙。各种含钙制剂中，碳酸钙的钙含量最高，为40%。

（十一）营养素补充剂

营养素补充剂是指以补充维生素、矿物质而不以提供能量为目的的产品。其作用是补充膳食供给的不足，预防营养缺乏和降低发生某些慢性退行性疾病的危险性。

以膳食纤维、蛋白质或氨基酸等营养素为原料的产品，符合普通食品要求的，按普通食品进行管理，不得宣称具有保健功能；如声称具有保健功能的，按保健食品有关规定管理。

营养素补充剂必须符合下列要求：

（1）仅限于补充维生素和矿物质：维生素和矿物质的种类应当符合《维生素、矿物质种类和用量》的规定。

（2）《维生素、矿物质化合物名单》中的物品可作为营养素补充剂的原料来源；从食物的可食部分提取的维生素和矿物质，不得含有达到作用剂量的其他生物活性物质。

（3）辅料应当仅以满足产品工艺需要或改善产品色、香、味为目的，并符合相应的国家标准。

（4）适宜人群为成人的，其维生素、矿物质的每日推荐摄入量应当符合《维生素、矿物质种类和用量》的规定；适宜人群为孕妇、乳母以及18岁以下人群的，其维生素、矿物质每日推荐摄入量应控制在我国该人群该种营养素推荐摄入量（RNIs或AIs）的1/3~2/3水平。

（5）产品每日推荐摄入的总量应当较小，其主要制剂为片剂、胶囊、颗粒剂或口服液。颗粒剂每日食用量不得超过20g，口服液每日食用量不得超过30ml。

营养素补充剂标示值是指产品标签和说明书上所标示的该产品中某种营养素含量的确定数值，不得标示为范围值。营养素补充剂产品质量标准中维生素含量范围值为0.8×标示值~1.8×标示值，矿物质含量范围值为0.75×标示值~1.25×标示值；产品中每种营养素含量的实测值必须在该产品质量标准范围值之内。

含有三种以上维生素或矿物质的营养素补充剂，方可称为多种维生素或矿物质补充剂。

产品应采用定型包装，便于消费者食用和保持产品的稳定性，直接与营养素补充剂接触的包装材料必须符合有关卫生标准或卫生要求的规定。

营养素补充剂标签、说明书应符合国家有关规定，同时还应当标明以下内容：

（1）"营养素补充剂"字样。

（2）营养成分应当标示最小食用单元的营养素含量。

（3）食用方法及食用量，应当明确不同人群具体推荐摄入量。

（4）注意事项，应当明确产品不能代替药物，不宜超过推荐量或与同类营养素补充剂同时食用。

（5）《维生素、矿物质的种类和用量》《维生素、矿物质化合物名单》由国家食品药品监督管理局制定并发布。

国家食品药品监督管理局规定：营养素补充剂不得以提供能量为目的；营养素补充剂只能宣传补充营养素；营养素补充剂必须取得保健食品批准证书后方可生产销售。

第四章　身体活动

对个体和群体健康进行管理的主要手段包括膳食营养干预、身体活动、心理调适和禁烟限酒。本章介绍身体活动的相关内容。

第一节　身体活动基本知识

身体活动指由于骨骼肌收缩产生的机体能量消耗增加的活动。"运动"是各种身体活动中的一种，指有计划、有组织、重复性的身体活动。身体活动的范围包括各种增加体力输出的身体活动。

有益健康的身体活动应该适度，这主要指运动的形式、频度、时间、强度和有关的注意事项。针对不同人群、不同生理和病理状态，适度运动又有不同的内涵。

一、身体活动分类

（一）按日常活动分类

根据身体活动的特点和内容，身体活动主要包括职业的、交通的、家庭的和休闲的，即以下四类：

（1）与工作有关的身体活动：工作中的各种身体活动。因职业和工作性质不同，工作中的体力消耗也不同。

（2）与交通出行有关的身体活动：从家中前往工作、购物、游玩地点等途中的身体活动，因采用的交通工具不同，体力消耗也不同，如步行、骑自行车、乘公共汽车或自驾车等。

（3）与居家生活有关的身体活动：各种家务劳动，手洗衣服、擦地等活动能量消耗较大，做饭、清洁台面等能量消耗较小。

（4）闲暇时间的体育锻炼：业余时间的运动锻炼或体育活动，运动的目的更明确，活动内容、强度和时间更有计划性。现代社会生活中，在人们其他形式身体活动量大幅减少的情况下，应当大力提倡通过运动锻炼弥补身体活动量的不足。

（二）按能量代谢分类

（1）耐力（有氧）运动：运动中需要氧参与能量供给才能完成的运动，指躯干、四肢等大肌肉群参与为主的、有节律的、时间较长和能够维持在一个稳定状态的身体活动，如步行、慢跑、骑自行车、游泳等。这类活动形式需要有氧参与能量供给，以有氧代谢为主要功能途径，也称耐力运动。

有氧运动有助于增进心肺功能、降低血压和血糖、增加胰岛素的敏感性、改善血脂和内分泌的调节功能，能提高骨密度、减少体内脂肪蓄积、控制不健康的体重增加。

（2）无氧运动：运动中不需要氧气参与能量供给即可以完成的运动，一般为肌肉的强力收缩活动，因此不能维持在一个稳定的状态，如举重、百米短跑、拎抬重物等。运动中用力肌群的能量主要靠无氧酵解供应。无氧运动可发生在有氧运动末期，也是抗阻力肌肉力量训练的主要形式。

无氧运动同样有促进心血管健康和改善血糖调节能力等方面的作用，特别是对骨骼、关节和肌肉的强壮作用更大，不仅可以控制体重增加，延缓身体活动功能丧失，还有助于预防老年人的骨折和跌倒，缓解因其造成的伤害。骨骼肌的代谢调节作用与糖尿病、肥胖和心血管病的发生和发展有关，因此，肌肉力量的锻炼有助于多种慢性病的预防、控制。

（三）其他分类

（1）抗阻力（肌肉力量）活动：指肌肉对抗阻力的重复运动，具有保持或增强肌肉力量、体积和力量耐力的作用，如举哑铃、俯卧撑等。抗阻力活动时主要依赖无氧供能，其中的间歇也含有氧供能的成分。

抗阻力活动可以改善肌肉功能，有助于保持和促进代谢健康，对骨骼系统形成的机械刺激也有益于健康。通过抗阻力训练可以延缓老年人肌肉萎缩引起的力量降低的过程，改善血糖调节功能，对预防跌倒、提高独立生活能力也有帮助。

（2）灵活性和柔韧性（关节、动作）活动：通过躯体或肢体的伸展、屈曲和旋转活动，锻炼关节的柔韧性和灵活性。此类活动对循环、呼吸和肌肉的要求低，能量消耗小，可以起到保持和增加关节的活动范围和灵活性等作用，对预防跌倒和外伤、提高老年人的生活质量有一定的帮助。

（3）身体平衡和协调性练习：指改善人体平衡和协调性的组织活动（如体操、拳操、舞蹈等），可以改善人体运动能力，预防跌倒和外伤，提高生活质量。

二、身体活动的频度

身体活动的频度是指一段时间内进行身体活动的次数，一般以周为单位。

身体活动对心血管、呼吸、代谢、骨骼、肌肉等器官和组织的功能改善和健康效益依赖于长期坚持。日常生活中经常参加中等强度身体活动人群的心血管病、糖尿病、肿瘤的患病率和病死率均明显低于不经常参加身体活动的人群。

所谓经常或规律，就是几乎每天都进行身体活动，实际推广应用中，可以每周 5~7 天定量。这里强调规律，一方面因为平常缺乏身体活动的人，只有经过一定时间规律适度的身体活动积累，相应的健康促进效应才能显现；另一方面因为日常有适度身体活动的人，如果停止规律的身体活动，相应的健康促进效应会逐渐消失。特别值得指出的是，有研究观察到：为了弥补工作日身体活动的不足，周末较多的身体活动也具有正面的健康效益。同时，由于机体在重复一定强度的活动过程中所产生的适应性，也可降低发生运动意外伤害的风险。

因此，建议成年人每天进行中等强度的有氧耐力活动；如果从事跑步等大强度锻炼，则可以降低频度（如每周至少 3 次）。身体活动频度还可以结合每天的锻炼时间而定，如每周 5 天、每天 30 分钟的推荐量，可以在一周的时间内累计，即不一定每天都达到 30 分钟，但每周累计应达到 150 分钟。

三、身体活动的时间

身体活动的时间是指进行一次某种活动所持续的时间，通常以分钟表示。

每天 30 分钟以上或每周 180 分钟的活动时间，具体到运动强度的差异，强度较大时，运动时间短，强度较小时，运动时间应增加，范围在每天 15 ~ 60 分钟。这一推荐量主要依据身体活动总能量消耗与各种健康效益的关联。

现有证据表明，健康目标不同，能量效应关系和所强调的活动时间、强度也不同。如维持体重，要达到一个身体活动能量消耗值，需要每日 60 ~ 90 分钟的中等强度身体活动量。如以防止各种慢性疾病的风险为目标，30 分钟中等强度的身体活动对于体重正常或是肥胖者都有效果。

四、身体活动的强度

身体活动强度指单位时间内身体活动的能耗水平或对人体生理刺激的程度，分为绝对强度（物理强度）和相对强度（生理强度）。

代谢当量（译称梅脱）指相对于安静休息时身体活动的能量代谢水平，1 梅脱相当于每分钟每千克体重消耗 3.5 ml 的氧，或每千克体重每分钟消耗 1.05 千卡（44 千焦耳）能量的活动强度。一般以大于、等于 6 梅脱为高强度；3～5.9 梅脱为中等强度；1.1～2.9 梅脱为低强度。

相对强度属于生理的范畴，更多考虑了个体生理条件及某种身体活动的反应和耐受力。当人体剧烈运动时，人体消化的氧量和心率可达极限水平，此时的耗氧量称为最大耗氧量，相应的心率即为最大心率。最大心率＝220－年龄。一般认为当心率达到最大心率的 60%～75% 时，身体活动水平则达到了中等强度。

综上所述，代谢当量、最大耗氧量和最大心率百分比均可用以评价身体活动的强度，可根据具体情况选择，自我感知运动强度更侧重于考虑个体的差异性，供人们把握活动强度时参考。

第二节　有益健康的身体活动推荐量

一、身体活动遵循的原则

合理选择有益健康的身体活动量（包括活动的形式、强度、时间、频度和总量），应遵循以下四项基本原则：

（1）动则有益：对于平常缺乏身体活动的人，只要改变静态生活方式、增加身体活动水平，便可使身心健康状况和生活质量得到改善。

（2）贵在坚持：机体的各种功能用进废退，只有经常锻炼，才能获得持久的健康效益。

（3）多动更好：低强度、短时间的身体活动对促进健康的作用相对有限，逐渐增加身体活动时间、频度、强度和总量，可以获得更大的健康效益。

（4）适度量力：多动更好应以个人体质为度，且要量力而行。体质差的人应从小强度开始锻炼，逐步增量；体质好的人则可以进行活动量较大的体育运动。

二、每日进行6~10千步当量身体活动

人体各种身体活动的能量消耗量可以用千步当量数值来统一度量，即以千步当量作为尺子，如中速步行10分钟的活动量为1个千步当量，其活动量等于洗盘子或熨衣服15分钟或慢跑3分钟。千步当量相同，其活动量即相同。

完成相当于1千步当量的中等强度活动所需时间见表4-1。

表4-1　完成相当于1千步当量的中等强度活动所需时间

	活动项目	强度（梅脱）	千步当量时间（分钟）	强度分类
步行	4千米/小时，水平硬表面；下楼；下山	3.0	10	中
	4.8千米/小时，水平硬表面	3.3	9	中
	5.6千米/小时，水平硬表面；中慢速上楼	4.0	8	中
	6.4千米/小时，水平硬表面；0.5~7千克负重上楼	5.0	6	中
	5.6千米/小时上山；7.5~11千克负重上楼	6.0	5	高
自行车	小于12千米/小时	3.0	10	中
	12~16千米/小时	4.0	8	中
	16~19千米/小时	6.0	5	高
居家活动	整理床铺，搬桌椅	3.0	10	中
	清扫地毯	3.3	9	中
	拖地板，吸尘	3.5	8	中
	和孩子游戏，中度用力（走/跑）	4.0	7	中

	活动项目	强度 （梅脱）	千步当 量时间 （分钟）	强度 分类
文娱活动	舞厅跳舞（如华尔兹、狐步、慢速舞蹈），排球练习	3.0	10	中
	早操，工间操，家庭锻炼，轻或中等强度	3.5	9	中
	乒乓球练习，踩水（中等用力），太极拳	4.0	8	中
	跳绳，羽毛球练习，高尔夫球，小步慢跑，舞厅快舞	4.5	7	中
	网球练习	5.0	6	中
	一般健身房练习，集体舞（骑兵舞、邀请舞），起蹲	5.5	5	中
	起跑结合（慢跑少于 10 分钟），篮球练习	6.0	5	高
	慢跑，足球练习，轮滑旱冰	7.0	4	高
	跑（8 千米/小时），跳绳（慢），游泳，滑冰	8.0	4	高
	跑（9.6 千米/小时），跳绳（中速）	10.0	3	高

千步当量可以用于度量能量消耗，各种身体活动的能量消耗都可以用千步当量数结合体重和活动时间来计算。1 个千步当量身体活动约消耗能量 0.525 千卡/千克体重。

三、经常进行中等强度的有氧运动

有氧运动是促进心血管和代谢系统健康不可或缺的运动形式，但要求活动强度至少达到中等。人们日常活动的强度大多较低。中等强度活动对心肺和血管增加适度的负荷，可起到锻炼和改善其功能的作用。

按照物理强度计算，推荐身体活动量达到每周 8~10 代谢当量小时（梅脱·小时），8 梅脱·小时相当于以每小时 6~7 千米速度慢跑 75 分钟，10 梅脱·小时相当于以每小时 5~6 千米速度快走 150 分钟。若用千步当量（以每小时步行 4 千米的速度步行 10 分钟）作为参照单位，则 8~10 梅脱·小时相当于 24~30 个千步当量。不同活动完成 8 梅脱·小时（24 个千步当量）所需时间见表 4-2。

表 4-2　不同活动完成 8 梅脱·小时（24 个千步当量）所需时间

活动项目		强度（梅脱）	完成 24 个千步当量时间（分钟）	活动能量消耗（千卡/10 分钟）
步行	4.8 千米/小时，水平硬表面	3.3	218	24.2
	5.6 千米/小时，水平硬表面；中慢速上楼	4.0	180	31.5
	6.4 千米/小时，水平硬表面；0.5~7 千克负重上楼	5.0	144	42.0
	5.6 千米/小时上山；7.5~11 千克负重上楼	6.0	120	52.5
骑车	12~16 千米/小时	4.0	180	31.5
	16~19 千米/小时	6.0	120	52.5
文娱活动	早操，工间操	3.5	206	26.3
	乒乓球练习，踩水（中等用力），太极拳	4.0	180	31.5
	羽毛球练习，高尔夫球	4.5	160	36.8
	网球练习	5.0	144	42.0
	一般健身房练习，集体舞（骑兵舞、邀请舞）	5.5	131	47.3
	起跑结合（慢跑少于 10 分钟），篮球练习	6.0	120	52.5
	慢跑，足球练习，轮滑旱冰	7.0	103	63.0
	跑（8 千米/小时），跳绳（慢），游泳，滑冰	8.0	90	73.5
	跑（9.6 千米/小时），跳绳（中速）	10.0	72	94.5

四、日常生活"少静多动"

日常活动是一个人身体活动总量和能量消耗的重要组成部分。日常居家、交通出行和工作中，有意安排尽量多的步行、上下楼和其他消耗体力的活动，培养和保持"少静多动"的生活习惯，有助于保持健康体重。短时间的步行、骑车和上下楼梯等达到中等强度的活动也有增强心血管功能的作用。

日常家居、工作和出行有关的各种活动可以根据能量消耗折算成千步当量，这些活动的千步当量数可以累加计算总的活动量。以一周为时间周期，合理安排有氧运动、体育文娱活动、肌肉关节功能活动和日常生活工作中的身体活动内容。但不论设定的每周活动量目标高低，其中至少应该包含 24~30 个千步当量的中等强度有氧运动。

第三节 身体活动干预

一、身体活动干预原则

身体活动干预的目的在于改变不利于健康的久坐少动生活方式，减少缺乏运动和运动不足人群的比例，指导合理运动，避免运动伤害，预防和辅助治疗疾病，降低医疗费用，提高生命质量。

身体活动干预内容主要包括：

（一）运动训练前常规检查

病史、血压、脉搏、关节等一般检查，必要时做心电图、胸透和化验等检查，主要目的是降低不适当运动造成运动性疾病，避免发生意外伤害的危险。

（二）运动量的选择

有氧耐力运动一般强调中等强度。从锻炼心肺功能的角度考虑，应达到相对强度中等以上，推荐每周时间累计 150~180 分钟；从维持体重的角度考虑，建议总的能量消耗达到每周 1500~2000kcal。肌肉力量和耐力锻炼的强度，应能保持对肌肉的一定刺激，推荐每周 2~3 天，每次 15~20 分钟。

（三）运动内容选择

有氧耐力运动；肌力训练；柔韧性练习；日常生活中的身体活动。

（四）运动进度

增加运动量者或缺乏身体活动者参加规律的运动锻炼，运动强度、时间和频率应循序渐进。运动进度取决于个体的体质、健康情况、年龄和训练目标。

（五）意外情况和不适的预防及处理

对于在运动前和运动后可能出现的不适症状，分析可能的原因，提出及时处理的方法。

二、健康筛查和发生意外的风险评估

运动强度、时间、频度、进度和程序组织不当，可能发生心血管意外危险、运动外伤甚至猝死。一个日常身体活动很少的人，在开始参加运动锻炼前需要进行健康筛查。已经建立规律的身体活动生活方式者，在参加剧烈运动时也应该做健康状况的检查。那些具有发生运动诱发心血管意外危险因素的高危个体更需要定期进行必要的医学检查。这些检查的结果是决定干预对象是否适宜参加运动锻炼、怎样锻炼和制订全面身体活动干预计划的关键依据。

健康筛查需要收集病史、症状体征和各种医学检查的信息，由此进一步对干预对象参加运动锻炼发生意外的风险进行评估和危险度分级，在此基础上，提出身体活动的干预计划以及安全保障措施。

（一）病史和症状的收集

重点在于筛查与心血管健康有关的信息以及运动功能有关的信息。

（二）风险评估和危险度分层

依据收集到的信息和其他临床数据，可以对干预对象参加运动锻炼发生心血管意外的风险进行评估，针对不同危险度，制订不同的干预计划。

（三）运动试验和运动能力评估

运动试验和运动能力评估是运动意外危险度分层的重要组成部分。根据病史、症状和其他临床检查可以做出危险度初步分层，其中中危险度对象进行剧烈运动前，应通过运动试验对其运动能力进行评价；同时，通过运动中的医学检测，对运动中可能暴露的心脏病理损害进行探查和诊断，评估可能发生运动诱发心血管意外的风险，并进一步明确危险度分层。低危险度对象40岁以上者也推荐这样做。高度危险的对象参加运动训练前必须进行医学监督下的运动试验，根据试验结果和临床所见，在医生参与下制订运动处方。

对于运动外伤等其他意外伤害，一方面需要借助临床医生的指导避免加重已经存在的骨关节病变，另一方面，遵从有关的运动注意事项降低运动外伤的风险。

三、个体身体活动干预

（一）干预计划和活动内容的安排

运动计划应为被指导者能够理解和接受的形式，与其共同制订，并在执行中给予督促和指导。工作中可以和被指导者一起讨论计划的安排。

1. 运动目标

根据个体的不同需要，可以是改变不利于健康的久坐少动生活方式、改善心肺功能、增加肌肉力量等一般健身目标，也可以是提高生存质量、控制体重、减肥、辅助控制血糖等特殊的健康促进、辅助治疗和康复目标。

2. 运动计划

实现运动目标，需要制订具体的运动计划。以健康状况、运动能力和伤害风险度为依据，安排达到目标活动量的具体过程和有关措施。

3. 运动内容

运动内容主要包括有氧运动和肌力锻炼，老年人还可以增加关节柔韧性和平衡能力的锻炼。

4. 运动进度

运动进度取决于个体的体质、健康状况、年龄和运动训练目标。久坐少动者参加规律的运动锻炼和日常运动水平基础上增加运动量者，其运动强度、时间和频度应循序渐进，可以从 50% 目标活动量开始，根据运动反应，逐渐增加运动量，适应期通常在几周到几个月之间，运动量的增加量可掌握在 10%~20% 目标活动量之间。

（二）身体活动伤害的预防

1. 身体活动伤害

常见的身体活动伤害是外伤，主要为关节周围的软组织损伤。急性心血管疾病造成的损害对健康和生命威胁更大，但实际发生率很低。特殊环境和疾病状态还可能增加特定类型的运动有关伤害，如与高温和大量出汗有关的脱水、糖尿病患者低血糖等。

2. 身体活动伤害的影响因素

大多数运动有关的意外伤害都有身体的内在承受能力与外部体力负荷量两方

面因素的影响。

3. 身体活动伤害的预防

运动处方和医学监督；身体活动伤害的自我保护。

4. 身体活动伤害的风险和促进健康的效益

身体活动可以预防疾病，但也有发生意外伤害的风险，需要综合权衡其利弊，而风险控制的目的是保证利大于弊。

把握运动锻炼的风险与效益需要控制适度的体力负荷，同时采取合理的运动医务监督和预防措施，是减少运动有关意外伤害的关键对策。

四、人群身体活动指导

（一）老年人的身体活动指导

1. 目标

老年人的身体活动目标包括：改善心肺功能，提高摄取和利用氧的能力；保持肌肉力量，降低肌肉量和骨量丢失的速度；减少身体脂肪的积蓄和控制体重增加；减少跌倒的危险；调节心理平衡，减慢认知能力退化，提高生活自理能力和生活质量；防治慢性病。

2. 内容

老年人的运动方式应多样化。

（1）有氧耐力运动。

（2）抗阻力活动（肌肉耐力和肌肉运动）。

（3）灵活性和协调性运动。

（二）成年人的身体活动指导

1. 目标

目的为增强身体、预防慢性疾病、保持肌肉力量、延缓身体衰退、改善心肺功能、改善能量平衡等。

2. 内容及活动量

（1）耐力运动：如步行、慢跑、骑自行车、游泳、登山、舞蹈、球类等运动，以及气功和太极拳等中国传统运动。选择中度运动强度。从低强度开始逐渐增加，每周3~7次。

（2）肌力运动：保持或增加腹肌、腰肌和四肢肌肉的肌力，一般采取个人最大负荷的30%~50%的运动强度进行训练，将不同肌群分组训练。

（3）与生活方式有关的身体活动：通过生活中各种身体活动提高总身体活动水平，如爬楼梯、家务劳动、职业和与交通出行有关的身体活动等。

（三）青年人的身体活动指导

1. 目标

以提高身体素质、学习运动技能、培养运动兴趣为目的。

2. 内容及活动量

（1）耐力运动：如步行、慢跑、骑自行车、游泳、登山、舞蹈、划船、体操、球类等运动。中等以上运动强度，最大心律60%~85%，每天运动40~60分钟，每周5~7次。

（2）肌力运动：增加胸肌、腹肌、腰肌和四肢肌肉等力量和体积，一般采用个人最大负荷的40%~70%的运动强度进行训练，各肌群分组练习。每周练习2~4次，每次30~60分钟。

（3）运动技能的学习：结合运动锻炼进行，如球类、体操、田径、舞蹈、游泳等。

第五章　心理与健康

对个体和群体健康进行管理的主要手段包括膳食营养干预、身体活动、心理调适和禁烟限酒。本章将介绍心理健康的相关内容。

第一节　心理健康

一、心理健康的概念

Engel G. L. 首先提出生物心理社会模式：健康与疾病是生物、心理及社会因素相互作用的。现代医学和心理学认为，健康与疾病不是截然分开的，而是同一序列的两端。在健康序列分布中，人群总体健康呈现常态分布，中等健康水平者居多。某一个体的健康状况，会根据他所在的自然与社会环境和其自身内环境的适应状况不断变化、发展。真正完满的健康（康宁）状态是一种理想，只有少数人或在个别情况下才能达到，大多数人在通常情况下都能比较"健康"地生活。因此，心理健康指的是能够充分发挥个人的最大潜能及妥善地处理和适应人与人之间、人与社会环境之间的相互关系，其中包括两方面含义：①无心理疾病；②具有一种积极发展的心理状态。

二、心理健康的标准

1. 主观标准

以个人的主观体验和内心世界作为衡量心理健康的标准。其中包括两部分：①良好的心境；②适当的自我评价。

2. 操作标准

操作标准是使用可操作的方法来了解人的心理活动的效率如何，所以也称效率标准，它包括对一个人的认知过程、情绪过程和个性等影响心理活动效率的内容加以测量和评定。

操作标准主要有两条：①心理效率正常；②社会效率或社会功能良好，如工作及学习效率高、人际关系和谐等。

3. 发展标准

发展标准与主观标准和操作标准不同，后两者都着眼于横向评价人的心理状态，而发展标准则是在时间轴对人的心理状态做纵向的回顾或展望。既要了解一个人经历了怎样的发展路程，又要考虑他未来发展的可能性和趋势。

三、心理健康管理的维度

1. 心理特质健康

心理特质是指个体稳定的心理行为特征，是评价个体心理健康的基础维度，也是进行心理健康管理的基础。可以通过人格、个性、气质等心理测量工具与方法进行评估。

以个性健康作为心理健康的标准具有稳定性的特点。具体包括：①乐观性：积极向上的生活态度；②自信力：对自我的正确认识和自我愉悦；③坚强性：具有持之以恒、百折不挠的坚强品格，社会适应性良好。

2. 心理状态健康

心理状态是个体暂时的心理行为特点，包括情绪、应激反应模式、躯体化指征、身心交互症状、人际关系、社会功能等。掌握心理状态是进行心理健康管理的常规工作。

情绪健康是心理健康的重要标准之一。具体包括：①拥有积极的情绪体验，比如快乐、幸福；②与环境一致的情绪反应，即情绪反应与外界环境刺激统一；③对情绪体验的掌控能力。

3. 心理过程健康

心理过程是个体心理功能执行的内部机制。包括知、情、意三个水平，知觉、注意、记忆、学习、决策等诸多环节。

心理过程的健康水平是评价个体心理健康及心理疾患的重要参考指标，也是实施心理干预的基础。心理特质评估是基础性的，心理状态评估是结果性的，心理过程评估是分析性的。

第二节　情绪与健康

一、情绪的基础知识

（一）情绪的定义

情绪是人对客观事物所持态度在内心产生的体验，是人脑对客观外界事物与肢体需要之间关系的反映，包含体验、生理和表情的整合性心理过程。

情绪的三个特性包括：

（1）情绪是由客观现实的刺激引起的，不是固有的。

（2）情绪是主观体验，可能有表现（如悲伤、愤怒、喜悦），也可能不露于形。

（3）情绪的个人基础是生理心理反映好的或不好的信息，这种信息就是生理、心理、社会方面的需要。

情绪的产生以客观事物是否满足人的需要为中介。

（二）情绪的分类

由弱到强情绪可以分为心境（微弱、平静、持久，扩散性和蔓延性）、激情（强烈、短暂、迅速爆发）和应激（急速、高度紧张，在出乎意料的紧急情况下引起）。

（三）情绪的功能

（1）情绪是适应生存的心理工具：情绪是进化的产物，其作用在于发动机体能量，使机体处于适宜的活动状态。

（2）激发心理活动和行为的动机：生理内驱力是激活有机体的动力，情绪能够放大内驱力的信号，从而更有力地激发行动。

（3）情绪是心理活动的组织者：情绪的组织作用包括对活动的促进或瓦解两方面，正性情绪起协调、组织作用，负性情绪起破坏、瓦解或阻断作用。

（4）情绪是人际交往的重要手段。

二、情绪与健康的关系

（一）健康情绪对健康的促进

健康的情绪不仅能预防疾病，促进健康，而且对疾病的治疗和健康度的恢复也有着不可低估的作用。

（二）不良情绪对健康的损害

1. 不良情绪对生理功能的影响

不良情绪主要包括爆发式的强烈情绪（狂怒、狂喜）和持久的消极情绪（悲伤、忧郁），还有一些过度高昂和过度低沉情绪交替出现的个体。神经系统是不良情绪首先冲击的对象，使之功能失调，无法正常地支配机体的各系统、器官；心脏和血管也是对情绪反应最敏感的器官；消化系统是另一个对情绪变化反应敏感的器官。

2. 不良情绪在心理疾病中的核心作用

心理疾病，广义指那些偏离正常心理和行为的异常状态；狭义指神经系统的功能障碍，严重者为精神病，轻度者为神经症。其中不良的情绪首先影响神经系统，使其功能暂时或持久的紊乱而致心理疾病。情绪在心理疾病中起核心作用。

3. 不良情绪对社会适应的影响

不良情绪通过改变人的认知和行为，破坏社会适应能力，使之出现社会化适应不良状况，导致严重适应障碍（逃学、犯罪、自杀、自伤等）。

三、情绪调节

（一）情绪调节的主要内容

个体通过一定的策略和机制，管理和改变自己（或他人）情绪，使其在生理活动、主观体验、表情行为等方面发生一定的变化，称情绪调节。

情绪的产生和发展应该具备下面三个基本条件：有明确的诱因；反应适度；

恰当地表达。情绪调节既包括抑制、削弱和掩盖等过程，也包括维持调节和增强调节。从唤醒水平上看，成功的调节就是要管理情绪体验和行为，使之处在适度的水平。从情绪的成分上看，对情绪系统的调节主要是指调节情绪的生理反应、主观体验和表情行为。此外，还有情绪格调的调节、动力性调节等。

（二）情绪调节的方式

1. 内部调节和外部调节

从调节过程的来源分类。

内部调节来源于个体内部，包括神经设立调节、认知体验调节、行为调节、生理—体验—认知—行为系统间调节、认知—体验—行为系统间调节。外部调节来源于个体以外的环境，分为支持性环境调节和破坏性环境调节。

2. 先行关注情绪调节和反应关注情绪调节

依据情绪调节发生在情绪反应过程中的时机。

（1）情绪调节发生在情绪反应之前，针对引发情绪的原因，是原因调节。调节策略包括情境选择、情境修正、注意分配及人之改变。反应关注情绪调节则发生在情绪激活或诱发之后。

（2）调节策略包括增强或减少、延长或缩短反应等策略，从情绪的生理反应、主观体验和表情三个方面进行调整。

3. 认知重评调节和表达抑制调节

认知重评调节和表达抑制调节是情绪调节最常用、最有价值的策略。

认知重评调节改变对情绪事件的理解，改变对情绪事件个人意义的认识。表达抑制调节调动自我控制能力，启动自我控制以抑制自己的情绪行为。

第三节　个性与健康

一、基本概念

（一）个性

个性是指一个人带有倾向性的、比较稳定的心理特征的综合，具有复杂性、独特性和稳定性。国外许多学者又把个性称为人格。

复杂的个性体系可分为个性心理倾向和个性心理特征两大部分。个性心理倾向包括需要、动机、兴趣、信念和世界观，是人心理活动的驱动力，表现出个性的积极性；个性心理特征包括能力、气质和性格，是个性结构中较稳定的成分，是个性的独特性所在，它表明个体典型的心理活动和行为，它在心理过程中形成，又反过来影响心理过程的进行。

性格是个性的核心部分，气质是个性的基础部分，性格和气质与人类健康的关系最为密切。

（二）气质

气质是指不依活动目的和内容为转移的、典型的、稳定的心理活动的动力特征，是高度神经活动的类型在人的心理活动和行为中的表现。

动力性特征是指心理过程的强度、稳定性和灵活性。气质是心理活动在以上三个方面的表现。

气质是先天的，是遗传而来的，因此很难改变。气质类型包括胆汁质、多血质、黏液质、抑郁质。气质类型并没有好坏之分。

（三）性格

性格是一个人对自己、对他人、对现实所采取的稳定的态度和习惯化了的行为方式。

性格是在先天素质的基础上，主要是由后天因素影响而形成的，形成后有独特性和相对的稳定性。性格是一个复杂的体系，包含认知过程、情感过程和意志行为方式的心理特征，是个性的核心部分。在性格的复杂结构中，有态度特征、意志特征和情绪特征。

性格比气质的含义更广泛，更能反映一个人的个性心理特征。性格有优劣、好坏之分，可通过教育、心理训练、自我修养加以改变。

二、个性与健康的关系

（一）不良个性特点是心理疾病的重要易患基础

巴甫洛夫认为弱型和强而不平衡型，即抑郁质和胆汁质的人易患精神病和神经病。两者都是高级神经活动中的兴奋与抑制不平衡型，易引起过度兴奋或过度抑制。此外，性格缺陷也是心理疾病的重要易发因素。许多精神病患者病前大多都有相应的性格缺陷。

（二）不良个性特点是心身疾病的易患因素

心身疾病是以心理社会因素为主要发病因素，并在其发生、发展、治疗、预防中起重要作用的一类有病理改变的躯体疾病。明显的个性缺陷是导致心身疾病的重要基础。

根据人的个性所表现出的不同行为，将人群分为 A 型行为的人和 B 型行为的人。A 型行为的人有过分的抱负和雄心，成就欲高，时间紧迫感强，有过分的竞争性和好胜心，情绪易波动、易烦躁、有敌意。B 型行为的人性情缓和，言语行为缓慢，缺少竞争性，有耐心。统计发现"A 型人"冠心病发病率是"B 型人"的两倍，复发率是"B 型人"的五倍。A 型行为的人已患心血管疾病，故有人认为 A 型行为是冠心病的一种独立危险因素。

习惯于自我克制、内向、情绪压抑、多虑的个性是癌症性格。这种人的个性特点有现代医学的癔病性格和 A 型行为因素，所患疾病也相似。个性与健康的密切关系还表现在个性能影响疾病的发展与疗效。个性的改变还可作为某些疾病诊断和鉴别诊断的依据。培养高尚的情操、健全的个性是保护健康、抵抗疾病不可缺少的环节。

三、健康个性的培养

（一）健康个性定义

健康人格是人格统一的、和谐的、协调的积极状态，是与个人和社会协调发展适应良好的个性特征的总和，是发挥人的潜能、完成自我实现理性追求的动力结构。简而言之，健康人格就是在状态上、结构上和动力上趋向个性积极发展的人格特质。

（二）健康个性形成的方法

1. 个性化

个性化过程就是实现健康个性的过程。个性化过程就是正视并了解自己个性中的各部分；让个性中各个对立面得以恰当表现；整合个性中的各个方面。按照荣格的观点，个性整合就是促使个性的意识部分与无意识部分有机统一并协同作用，使个性形成一个完整的系统。学会接纳自己（悦纳自己，承认自己的局限）、学会爱（合作关系，利他）、学会工作（工作导致快乐感、满足感、成就感），是弗洛伊德主张的建设性的整合措施。自我受本我的推动，受超我的包围，受外界的制约和挫折，为了避免痛苦、自责与不愉快，自我发展出一套自我防御机制，也是整合的具体措施，这是非建设性的。

2. 追求卓越

按照阿德勒的观点，人在自主解决生活中的三大问题（职业、人际合作、爱情）的过程中，由于天性柔软，这是个性发展的最初的动力。所有人都体验到自卑的感情，自卑感可以造成神经症，也可以产生成就需要。从为摆脱自卑而奋斗、为实现优越而奋斗，再到为实现完美而奋斗，就是健康个性的培育过程。

3. 塑造行为

行为主义健康个性观主张心理学只研究人的行为而不研究人的心理和意识，强调环境对行为塑造的作用，改善环境，塑造健康个性。包括三个方面。

（1）强化：个性通过操作条件反射的强化而形成一种惯常的行为方式；合理控制强化，选择正确强化方式和强化对象，可以改变不端行为，达到控制行为、塑造行为的目的，进而实现健康个性的塑造。

（2）个性适应：给个体以适当强化，使其充分适应环境需要，并采取恰当的强化方式，是行为适当；针对一定的刺激做出正确适宜的反应；只要适应良好，就可以实现健康个性。

（3）适应的保持：个体强化的后果对他有利时，这种行为在以后就会再次或经常出现；不利时，这种行为就会减弱或者消失。环境中的强化刺激影响了行为的后果，从而影响其行为的形成和发展。

4. 建立幸福感

主观幸福感是指个体根据自己设定的标准对其生活质量所做的总体评价，包括生活满意度和情感体验两个基本成分。迪勒尔提出，主观幸福感有三个特点。

（1）主观性：它存在于个体的体验中。对自己是否幸福的评价主要依赖于个体内定的标准，而不是他人或外界的准则。

（2）整体性：它不仅仅是没有消极情感的存在，而且必须包含积极的情感体验，是对生活的总体满意感。

（3）相对稳定性：主观幸福感是长期情感体验和生活满意度，是一个相对稳定的指标，它不随时间的流逝或环境的改变而发生重大变化。

积极人格理论认为，个体的发展主要归因于他们投身于满意而高兴的活动，保持了乐观主义的心态和以积极的价值观为生活理念。积极人格特质提供稳定的内在动力，主要是通过对个体的各种现实能力和潜在能力加以激发和强化。当激发和强化是某种能力或潜能变成一种习惯的工作方式时，积极人格特质也就形成了。

第四节　心理压力与健康

一、心理压力

（一）心理压力的定义

国际著名的压力研究大师塞里曾经这样描述人们对压力的认识："压力就像相对论一样，是一个广为人知却很少有人真正了解的概念。"尽管如此，我们还是可以从众多研究中建立一套对压力理论理解的体系。压力概念和定义的形成，经历了许多方面的探讨和努力，到目前形成了生物学、社会学和心理学三个取向。生物学取向强调生理反应，社会学取向强调外在的要求和压力源，心理学取向强调个体如何评价外在要求。

现在比较公认拉扎罗斯和弗克曼（Lazarus & Folkman）的压力定义：压力是刺激—反应之间的作用。按照他们的观点，个人所感受到的压力既不完全来自于客观，也不完全来自于主观，而在主、客观的相互作用之中。主、客观相互作用的结果即人们如何评估和适应这种相互作用。

（二）压力源

在压力理论中，压力源是指能够引起机体稳态失调并唤起适应反应的环境事件与情境。一般的心理社会压力源有以下几种类型：

1. 生活事件

生活事件是指那些非连续性的、有清晰起止点的、可以观测的、明显的生活改变，对于这些生活方面的突然变动，人们很难有效地应对处理，是生活中引起人的心理平衡失调的事件。

2. 日常烦扰

日常烦扰的定义为长时间持续的、无休止的打扰、挫折和应对的要求。关于日常烦扰的特征，可以借用韦顿所列的八种有关情境来加以说明。

（1）威胁：指潜在伤害的持续可能性。

（2）要求：指超出个人负荷的外在期望。

（3）束缚：指所处环境的局限性。

（4）低回报：指投入、产出的情况。

（5）不确定性：指过程和结果的不明朗和模糊性。

（6）矛盾性：指内在感受之间或者外在诸事物间及内外部关系间的不调和现象。

（7）选择限制：指所处的环境中没有多少可供选择的机会。

（8）资源剥夺：指个人应有的资源被他人夺取的情况。

3. 心理困扰

心理困扰是个人内在心理因素形成的压抑的重要来源，比如个人心理冲突、动机或行为的挫折、个人期望过高、完美主义、对过去经历的追悔及对人际关系的不满意等。

（三）压力源转化为压力的动态过程

心理压力的出现与许多变量有关，压力源是造成紧张的因素，但压力源并不一定产生压力。个体的主观心理状态在压力源转化为压力的过程中起到中介作用，压力可以作为一种复杂的身心过程来对待，这个过程包括三个环节。

1. 压力源

压力源是个体压力产生的必要不充分条件。

2. 压力感受

这种感受一般是通过认知评估实现的。认知评估主体认为内部的或外部的刺激或情境对于他自己确实有所威胁时，即构成现实压力，但如果认知评估认为压力源不是威胁时，则不构成现实压力。

3. 负面情绪反应

这是压力源经过认知评估成为现实压力以后与应对源较量的结果。负面情绪的产生会进一步影响个体对压力源的评估，使个体的压力感受放大。

二、心理压力与健康的关系

（一）心理压力对健康的积极作用

1. 适度的心理压力是人成长和发展的必要条件

早年的心理压力经历，可以提高在后来生活中的应对和适应能力，更好地经受各种紧张性刺激物和致病因素的影响。

2. 适度的心理压力是维持人正常功能活动的必要条件

人离不开刺激，适当的刺激和心理压力，有助于维持人的生理、心理和社会功能。缺乏适当的环境刺激会损害人的身心功能，感觉剥夺和单调状态试验证实，个体由于缺少刺激会出现错觉、幻觉和智力功能障碍。

（二）过度的心理压力对健康的消极作用

1. 急性心理应激

过度的心理压力引起的急性心理应激，常有较强烈的心理和生理反应，可以引起急性焦虑反应、血管迷走神经反应和过度换气综合征，类似甲状腺功能亢进、冠心病、低血糖和肾上腺髓质瘤等的症状和体征。

2. 慢性心理应激

慢性心理应激下的人常常感到疲劳、头痛、失眠、消瘦，可以产生各种各样的躯体症状和体征。典型综合征是"神经血管性虚弱"。

3. 对已有疾病的影响

心理压力下的心理和生理反应，特别是较强烈的消极反应，可加重一个人已有的疾病病情，可造成疾病复发。

（三）职业压力与健康

心力交瘁（Burnout）是与工作有关的心理—生理—情绪枯竭状态。心力交瘁有三个特点。

1. 情绪枯竭

心力交瘁者疲乏、紧张、缺乏感情，多数人存在躯体问题，如头痛、失眠、非特异性疼痛等。

2. 人格解体（Depersonalization）或与他人分离（Detachment）

表现为在工作中对顾客冷漠、视人如物。

3. 个人成就感降低

有无助感、无望感和愤怒情绪，他们的自尊遭受打击，渴望更换工作或职业。

三、压力管理

压力管理可分为两部分：第一是针对压力源造成的问题本身的处理；第二是处理压力所造成的反应，即情绪、行为及生理等方面的缓解。压力管理的最终目标不是消除压力，而是将自己的压力水平控制在适度水平，有时甚至要同压力合作，因为过高或过低的压力水平对工作效率或身体健康都是不利的。

（一）针对压力源造成的问题本身进行压力管理

1. 认识压力源

目前检测个体的压力水平和压力源最常用的工具是生活事件量表，该量表可以帮助个体清晰认识目前所面临的生活改变及这些改变给自己带来的影响。

2. 扩展应对资源

应对资源是指个体拥有的降低压力的内外资源，它可能是个体的、社会的或物质的。应对资源包括生理的、心理的和社会的几方面：

（1）生理资源：即身体的健康状况。

（2）心理资源：第一是解决问题的能力；第二是个体的特质，如韧性、复原力、自我效能、乐观主义等；第三是高控制感，高控制感往往与成功应对、较好的调节和康复联系在一起；第四是生命意义。

（3）社会资源：包括经济地位、社会支持及情感支持。

3. 时间管理技术

在压力状态下，个体常常表现为注意力不集中、思维杂乱、时间管理混乱，不能有效利用时间。时间管理技术主要包括：

（1）帮助个体建立符合实际情况的工作和生活任务表，决定优先处理的任务顺序。

（2）让个体学会不轻易地打断自己正在进行的活动，要使其理解没有必要满足所有人的需要，学会区分哪些请求可以立即满足、哪些请求需要推迟满足、哪些请求可以不管。

（3）通过把任务分成小块的方法来改变拖延的习惯。例如要写一篇文章，由于认为工作量太大、时间太少而出现拖延，这时可以把任务分成几部分，包括背景工作、阅读、组织、起草和定稿。拖延者一旦这样看待工作，就会看到许多时间管理是有用的，开始工作就会变得容易一些。

（二）处理压力所造成的反应

在压力状态下，个体的心理、生理和行为状态都会发生一系列的变化。典型的心理反应有紧张、焦虑，而生理反应包括心跳加快、呼吸频率加快等，当然还有神经系统和内分泌系统的一些变化，行为上则可能表现为严重的物质依赖等。通过压力形成的动态过程（即压力源—压力感受—负面反应）分析，知道这些反应会改变个体对压力源的认知评估，放大压力感受。另外，心理压力对健康危害大都是由于过度的压力反应造成的，因此控制压力反应是压力管理的重点。针对压力反应的处理主要有以下几种技术。

1. 放松技术

放松技术是指个体通过一定的程序训练使其学会精神和躯体放松的一种技术。放松训练具有良好的抗压力效果。在进入放松状态时，表现为全身骨骼肌张力下降，呼吸频率和心率减慢，血压下降，并有四肢温暖、头脑清醒、心情轻松愉快、全身舒适的感觉。研究表明，放松训练通过神经、内分泌及自主神经系统功能的调节，可影响机体各方面的功能，从而达到增进心身健康和防病治病的目的。目前在科研临床工作中采用的放松训练方法很多，其中主要包括渐进性肌肉放松训练、自主训练、意向控制训练、指导性想象训练。

2. 系统脱敏技术

又称交互抑制法。它是基于行为主义的理论，以紧张与放松两种反应状态相互抑制为基础，在刺激呈现之后，诱发个体的放松状态，从而打破刺激—紧张反应的联结，用刺激—放松反应来代替。由于习惯作用，在压力情境中，个体会自动出现紧张焦虑反应，此时就形成了压力—紧张焦虑反应的联结，因此在管理压力反应当中，系统脱敏技术是培养个体健康心理生理反应的一种有效手段。其操作步骤是：

（1）放松技术训练。

（2）压力情境等级构建。

（3）将个体暴露于压力情境中，同时个体开始放松练习，反复练习，直到在压力情境中，个体的紧张焦虑反应消除，开始下一个等级的练习。

3. 生物反馈技术

生物反馈技术是借助仪器将人们体内各器官、各系统心理生理过程的许多不能察觉的信息如肌电、皮肤电、皮肤温度、血管容积、心率、血压、胃肠道 pH 值和脑电等加以记录、放大并转换为人们能理解的信息，用听觉或视觉的信号在仪表盘上不断地显示出来（即信息反馈），训练人们通过对这些信号活动变化的认识和体验，学会有意识地控制自身的心理生理活动，以达到调整机体功能和防病治病的目的。该手段应用于压力管理中，可以帮助人们认识压力反应模式，同时通过有意识地学习控制，建立起一种正确健康的压力反应模式。

第五节 心身疾病

一、基本概念

（一）概念

心身疾病是心理社会因素在发病、发展过程中起重要作用的躯体器质性疾病和躯体功能性障碍的总称。

（二）心身疾病的范围

（1）消化系统：胃、十二指肠溃疡等。

（2）呼吸系统：支气管哮喘等。

（3）循环系统：原发性高血压、冠心病等。

（4）神经系统：肌肉紧张性头痛等。

（5）内分泌、代谢系统：甲状腺功能亢进等。

（6）骨骼肌肉系统：类风湿性关节炎等。

（7）泌尿生殖系统：神经性多尿症等。

（8）皮肤科：慢性荨麻疹等。

（9）耳鼻喉科：美尼尔综合征等。

（10）眼科：原发性青光眼等。

（11）口腔科：心因性齿痛等。

（12）儿科：心因性发热、遗尿症等。

（13）妇产科：功能性子宫出血等。

（14）某些癌症。

（三）心身疾病发病的主要过程

目前心身疾病研究不再拘泥于某一学派，而是综合心理动力学、心理生理学和行为主义的学习理论，并互相补充。心身疾病的发病机制过程涉及以下几个方面：

1. 心理社会刺激传入大脑

心理社会刺激物在大脑皮层被接受，并得到加工处理而储存，使现实刺激加工转换成抽象观念。该过程的关键问题是诸如认知评价、人格特征、观念、社会支持、应对资源等中介因素的作用。

2. 大脑皮质联合区的信息加工

联合区将传入信息通过与边缘系统的联络，转化为带有情绪色彩的内脏活动，通过与运动前躯的联络，构成随意行动传出。

3. 传出信息触发应激系统引起生理反应

4. 心身疾病的发生

薄弱环节由遗传和环境因素决定，机体适应应激需求的能量储存有限，过度使用就会导致耗竭，强烈持久的心理刺激就会产生心身疾病。

二、常见心身疾病患者的心理特点

1. 冠心病

A 型行为模式于 1977 年在国际心脏和血液病学术会议上被确认为冠心病的一个独立的危险因素。A 型行为者具有这些人格特征：持续的进攻性、进取心和经常的紧迫感，好急躁，专心致志追求事业目标，并且始终保持着警觉，易冲动，精力充沛等。

2. 原发性高血压

一般认为好激动、具有冲动性、好求全责备、主观刻板的人容易患高血压。

三、心身疾病的预防与康复

从现代医学的角度看心身疾病的预防与康复应该采取整体的、多维度的和综合性的预防与康复措施。心身疾病的预防与康复，从内容上应包括心理的和生理的，从形式上应包括个体预防和社会预防，从方法上应包括心理咨询、心理治疗、药物治疗和物理治疗及对症治疗等。

（一）个体预防

没有个体预防，心身疾病的预防就无从谈起。因为心身疾病是通过每一个体而发生的。个体预防包括提高自我认知能力，通过努力学习现代科学知识，加强个人修养，提高辨别能力，学会从不同角度观察问题，培养健全的性格。

（二）社会防御

社会防御是通过改善个体生活的社会环境，达到预防心身疾病发生的目的。置于社会中的个体，无论分工、工作性质和条件、社会地位如何，都难免遇到各种心理应激，从而影响心身健康。社会预防的目的就是通过社会力量，创造一个良好的工作环境和条件，改善应有的个体待遇，形成优良的社会氛围，特别是避免人为的精神创伤。

（三）心理咨询

心理咨询师或心理学专业工作者，通过一次或多次专门的咨询技术，改变来访者的认知评价，调节其情绪状态，以缓解或改善来访者的心理困境。心理咨询是一项非常有效的方法，心理咨询师一般需要经过专门训练、有一定经验的人员担任。

心理咨询的方法最常见的有精神分析疗法、来访者中心疗法、认知疗法、格式塔疗法及现实疗法等。美国心理学家朗敦认为，所有这些疗法可大抵分为两大类：一类是认知领悟疗法，旨在通过改变提高人的认知方式来缓解其心理困惑和障碍。另一类是行为矫正疗法，旨在以建立新的条件反射来矫正人的不良行为方式。

（四）心理治疗

心理治疗与心理咨询在心理干预领域中常常是共用的名词，彼此之间有相当的交叉，但从治疗者的身份和使用的技术手段上存在一定的差别。对一部分患者而言，通过专科医生的躯体治疗和自身心理调节便可以使疾病好转；对另一部分患者来说，心理调节机制紊乱明显，心理障碍程度比较严重或复杂，此时有必要进行适当的心理治疗。

（五）药物治疗

除各类疾病需要对症治疗外，目前认为，在心理咨询和治疗的同时采用适当的药物治疗，对调节心身疾病或者情绪活动有着非常重要的作用。据国内外研究证实，引发心身疾病的主要情绪障碍是抑郁和焦虑情绪。抗抑郁类药物主要作用和原理是抑制脑内神经元对去甲肾上腺素及 5-羟色胺的再摄取或破坏，使脑内突触间隙的递质量增加，从而有效地改善情绪状态。

第六章　饮酒与吸烟

对个体和群体健康进行管理的主要手段包括膳食营养干预、身体活动、心理调适和禁烟限酒。本章介绍禁烟限酒的相关内容。

第一节　饮酒与健康

一、与酒精有关的医疗问题

酒精的使用能破坏和影响的主要器官和系统包括心脏血管系统、肝脏、大脑、免疫系统和生殖系统。酒精可能引起癌症，当孕妇喝酒后，胎儿出生后可能有缺陷，称为胎儿酒精综合征（FAS），有 FAS 的孩子在出生后会有永久性的身体和心理缺陷。

（一）心脏疾病

经常酗酒的人主要会引起心脏肌肉的弱化疾病（心肌症）和心律不齐。酗酒同样会导致心脏病（心脏动脉疾病）和增加由于心脏疾病引发的冠心病的危险。另外，长时间酗酒者可能导致血压偏高，或者有严重的高血压，这有可能引发心脏疾病的危险。

（二）肝脏疾病

由酒精引发的肝脏疾病有三类。

第一，脂肪肝，当肝脏中的酒精超过自身的新陈代谢能力时，它就能充满脂肪球（对于男性，肝脏对酒精的代谢能力大约是 $70\sim80g$，女性的肝脏对酒精的代谢能力却只是男性的一半左右）。

第二，酒精肝包括肝炎和肝功能损坏。

第三，肝脏硬化，肝脏壁硬化。肝硬化会导致肝脏的性状改变，减少血液的通过量。

（三）癌症

酒精能引起很多种类的癌症，特别是一些头部和颈部的（口腔、喉、食道）、消化道的癌症及乳腺癌。

（四）脑损坏

严重酗酒导致了大脑解剖结构的改变，直接破坏脑神经。酒精会使脑内的信息丢失，刺激大脑，扩大大脑皮层的裂缝。长时间的过度饮酒，脑内信息丢失会引起一种叫持续性痴呆的精神疾病。

（五）人免疫系统功能

严重酗酒可能降低免疫系统功能，它会很大程度上影响免疫细胞的产生。一般免疫系统受损后，饮酒者很容易被疾病威胁。

（六）体重和营养

1 克酒精中含有 7kcal 热能，一杯啤酒有 144kcal 热能，混合的酒含有的热能更高。身体被一天的营养物质满足之后，由于饮酒摄入的多余热能很容易使体重增加，这些热能被储存在人的腹部，饮酒的人容易形成"啤酒肚"。另外，长期酗酒的人用这些热能代替食物，有减少体重和营养不良的危险。酒精会影响维生素的吸收。

（七）适度饮酒

在个体研究中，适量饮酒（每日<9 克）对冠心病有保护效应，终生不饮酒或严重酗酒者患心血管疾病的危险度均高。美国弗明汉的研究资料表明，饮酒量每月<3 千克，患冠心病的危险减少，可使血中高密度脂蛋白胆固醇含量增高，而大量饮酒者血中高密度脂蛋白胆固醇含量则降低，冠心病的危险性上升。

二、与酒精有关的社会问题

酒精不仅仅对饮酒者有影响，对那些生活在饮酒者身边的人同样有影响。酗酒会引发很多社会问题，包括高危险性的性行为、暴力、伤害和自杀。

（一）性行为

酒精减小了社会对人们心灵的束缚感，这可能会导致没有计划的性活动和减少了对安全性行为的注意。酗酒者一般都有不固定的性伴侣，并且容易被牵涉进危险的性活动中。

（二）暴力

公共安全部门发现由酒精作用所引起的暴力事件，要比由其他药物引发的都要多。酗酒的女性若与酗酒的男性交往频繁，女性很容易陷入被强奸的危险中。

（三）伤害

酒精与人身伤害的高危险性之间的关系在很多不同的情况下建立，包括撞车、坠崖和火灾。饮酒后认识能力的降低、身体协调性的损伤和容易冲动的情绪是导致人身伤害的主要原因。酒精还会增加严重损伤出现的危险性和减少可能的生还概率，因为它会损伤心脏和影响血液循环的能力。伤害率随着饮酒量增多而升高。

（四）自杀

在 1/3 的自杀事件中涉及酒精的使用，它仅位于抑郁症之后，酒精的使用成为青少年自杀的起因之一。酒精的使用和抑郁症的关系非常密切。由酒精使用引起的自杀案件大部分都是由于一时的冲动造成的，而不是事先计划的。

三、酒精滥用的治疗方案

治疗由酒精引起的问题的方法包括短期介入、住院病人的治疗程序、门诊病人的治疗程序和自我疗法。

（一）短期介入治疗

有一些酒精问题是由医生在检查个体健康问题时发现的。如果发现了酒精问题，医生通常采取帮助病人尝试把未来的危险性降到最低的方法。建议和安慰是医生采取的最基本的介入方法。调查显示简短的介入对于减少病人的酒精问题是很有价值的。

（二）住院治疗

治疗的第一阶段就是解毒，慢慢把人体内的酒精都排出。排毒阶段的症状包括大量出汗、心率快、血压升高、恶心等。那些已经酗酒很长时间的人和有潜在的药物反应的人将会经受更严重的排毒反应，少数人还可能出现一种称为失常性侵犯（DTs）的精神问题。失常性侵犯的症状包括极度兴奋、头晕脑昏、产生幻觉。有突然性的失常性侵犯行为的人是被规定要接受住院治疗的。

（三）门诊就医

在这个治疗过程中，病人可以在白天增加治疗项目，晚上回家。典型的治疗方式包括进行个体安慰、小组安慰、配偶安慰和家庭其他成员的安慰。研究者认为门诊治疗和住院治疗同样或者更加有效。

（四）自我疗法

戒酒匿名酒精项目（AA）的最终目标是使酗酒者戒酒。AA 项目的其中一些内容是小组支持和担保人的运用——原有的项目成员和新加入项目组织的成员之间结对，当新成员酒瘾再犯时，老成员可以为他提供帮助。

（五）预防复发

从酗酒的习惯中恢复是一个长时间的过程。恢复治疗中的难点被归因于酒精在大脑中所引起的变化。在大脑的脑电路中，如把愉悦的感受和酒精的使用密切联系在一起，这种渴望可能存在数年。MRI 脑部扫描显示了酗酒者看见酒的图片时的大脑前额皮质和正常的饮酒者是不同的，仅仅一点点对酒的思考就会影响到正在恢复中的酗酒者的大脑活动。

四、控酒与健康促进

首先推广健康生活方式，倡导文明餐桌礼仪。包括如下几点：

（1）慢性病防治相结合：如在医院和社区等场所开展的健康教育干预中，倡导健康的生活方式。

（2）与遵守交通法规相结合：普及交通法规，减少并杜绝酒后驾车，加大对酒后驾车的监督与处罚。

（3）与餐桌健康文明礼仪相结合：针对中国酒文化的氛围，在社会和家庭中营造"敬酒不劝酒"的健康文明的餐桌礼仪。

（4）与反腐倡廉活动相结合：要动员关键人物，特别提倡社会团体、单位的党员干部带头做表率，形成健康的社会文明风气。

（5）对酗酒成瘾者强制戒酒：对酗酒成瘾的慢性酒精中毒者，在家庭成员的同意与配合下，可在专科医院住院采用药物解除酒瘾。

第二节　吸烟与健康

一、烟草对健康的危害

吸烟已成为当今世界最严重的社会问题之一，吸烟能导致吸烟者死亡，吸烟会对周围不吸烟者（特别是妇女和儿童）的健康造成威胁并且严重污染环境。

（一）对吸烟者的危害

吸烟导致大量死亡的不是老年人，主要是年富力强的中年人，烟草危害远远超过酒、汽车和摩托车造成的死亡。

1. 肺癌

吸烟是肺癌的最主要病因，肺癌与每天吸烟量、持续吸烟时间和烟草中的焦油和尼古丁含量有直接关系。

2. 缺血性心脏病

吸烟是诱发冠心病的主要危险因素，烟草中的尼古丁能显著地加快心率并使血压升高，一氧化碳会使血红蛋白荷氧能力下降，增加了心脏的负荷。烟草中的尼古丁和一氧化碳损害血管壁，使脂肪在管壁沉积，使血管变厚变硬，以致狭窄阻塞，导致心律不齐，最终导致冠状动脉阻塞，使吸烟者患上冠心病。

3. 慢性阻塞性肺病

常见的症状是咳嗽、痰多，最后导致肺功能下降，造成慢性呼吸道阻塞症状。

4. 其他病症

如口腔癌、喉癌、食管癌、中风、外周血管病、动脉硬化等。

（二）对被动吸烟者的危害

被动吸烟者指不吸烟者无意或被动吸入由于烟草燃烧所产生的烟雾。环境中烟雾来源有两个：其一，由吸烟者吸烟时所喷出的烟雾，称之为主流烟雾；其二，由于烟草直接燃烧产生的烟雾，称之为侧流烟雾。

1. 母亲吸烟对胎儿的影响

妊娠妇女吸烟，其婴儿出生体重平均减少 200 克。吸烟妇女其低出生体重婴儿的概率是不吸烟妇女的两倍，原因是胎儿发育受阻，表现在身高、头围、胸围和肩围的减少。吸烟造成妊娠妇女和胎儿血中的碳氧血红蛋白增加，导致了胎儿的缺氧，吸烟的产妇流产率是正常产妇的 10 倍，并会增加早产及胎儿、新生儿的死亡率，以及出现胎盘早期剥离、早期出血等。

2. 被动吸烟对儿童的影响

父母吸烟与其两岁以下婴幼儿的呼吸道疾病（支气管炎和肺炎）有密切关系。父母吸烟影响婴儿生长发育，增加婴儿猝死概率，而且是婴儿患中耳炎的重要诱因。

3. 被动吸烟对成年人的影响

被动吸烟最常见的症状主要表现是眼刺激、头痛、鼻部不适、咳嗽以及过敏反应，并加重患有心、肺病和过敏反应的人的症状。尼古丁会抑制性激素的分泌，导致吸烟妇女月经失调，或出现更年期综合征。

4. 被动吸烟与肺癌

吸烟不仅会增加吸烟者患肺癌的概率，也会使被动吸烟者患上肺癌的风险增加。

二、控烟策略

（一）戒烟的好处

1. 戒烟能有效降低发生与吸烟相关疾病的危险性

大多数的戒烟者在戒烟五年后，其发生吸烟相关疾病的危险性相当于终生不吸烟者。戒烟者降低冠心病的危险性明显，但降低的程度取决于戒烟前吸烟时间的长短、吸烟量和戒烟时间，要达到从不吸烟者的水平需 10 年左右。

2. 对患有与吸烟相关疾病的影响

戒烟能明显降低冠心病急性发作的频率和抵制中风的进一步发展，戒烟后能迅速改善呼吸道症状和降低慢性阻塞性肺病的死亡率。戒烟后能阻止退行性病变的发展，增加手术的成功率。戒烟能促进肺功能的恢复，如年轻人在吸烟早期阶段戒烟，吸烟损害仅局限于小通气道的炎症，戒烟后恢复迅速，且不影响肺功能。总之，戒烟不仅可以减少慢性疾病，促进健康，且可以节约开支，消除异味，使人际关系融洽。

（二）加大控烟措施

控烟措施必须强调综合性，包括限制向青少年出售烟草制品，全面禁止室内外烟草广告和烟草公司对体育、艺术等各种活动形式的赞助，制订健康警语，提高烟税，建立无烟区，限制烟草中的有害物质的生产，限制烟草的生产。

（三）控烟健康教育的干预措施

主要通过以下几个方面来进行控烟：做好部门协调，控烟立法和执法，大众传媒开展控烟健康教育，举办控烟骨干培训班，利用世界无烟日等时机开展控烟活动，开展社区控烟活动。

三、戒烟技巧

烟民对戒烟的态度，分为不愿戒烟、犹豫不决、决定戒烟和巩固四个阶段。提高戒烟技巧，主要是针对决定戒烟者和犹豫不决者。

（一）做出决定

卫生人员应该针对不同对象进行教育，克服戒烟的障碍。健康管理师应该帮助他们做出戒烟的决定。

（二）准备戒烟

帮助吸烟者分析为什么吸烟、了解戒烟后可能有哪些不适，在戒烟阶段如何克服烟瘾和不适、消除紧张心理和抵挡他人的诱惑等。

（三）戒烟

指导吸烟者克服尼古丁成瘾的不适，抵挡烟具和朋友的诱惑。

（四）巩固

让吸烟者克服烟瘾和尽量放松自己。

第七章　健康信息收集

对个体和群体健康进行管理的三个步骤包括健康信息的收集，健康风险评估，健康指导与咨询。本章介绍健康信息收集相关内容。

第一节　医学信息和数据的种类

医学信息包括卫生保健信息或临床信息，又包括医药科技文献和数据信息两大部分。数据类型是数据元素重要的属性，有不同的分类方法。数据类型的标准化直接影响数据的共享与可交换性。GB/T19253标准规定的数据类型采用表7-1的方法表示。

表7-1　数据类型表示方法

表示符	数据类型	说明
S	字符型	可以包含文字、字母字符、数字字符等
B	布尔型	用0（False）或1（True）形式表示值
N	数据型	用0到9数字形式表示的数值
T	日期时间型	采用GB/T7408中制定的YYYYMMDD或YYYYMMDDhhmmss格式
BY	二进制流	图像、音频、视频等二进制流文件形式

第二节　信息收集

一、信息来源

健康管理中健康风险评估是对个人的健康状况及未来患病和（或）死亡危

险性的量化评估，因此健康信息的收集至关重要。健康信息的来源包括医院信息系统、门诊病历、健康体检资料和健康档案等。其中健康档案是较为理想的资料来源。

健康档案是用来记录一个人一生的生命体征的变化及自身从事过的与健康相关的一切行为与事件。具体内容主要包括每个人的生活习惯、既往病史、诊断治疗情况、家族病史及历次体检结果等，是一个动态连续且全面的记录过程。健康管理师通过其中详细完整的健康记录，可以为每个人提供全方位的健康服务。因此健康档案是提供一切健康服务的依据，它的重要性不仅为医务界所认同，而且也受到社会各界人士的关注。

居民健康档案包括个人健康档案、家庭健康档案和社区健康档案。

（一）个人健康档案

个人健康档案主要由以问题为中心的个人健康问题记录和以预防为导向的周期性健康检查记录两个部分组成。社区医疗的个人健康问题记录多采用以问题为导向的病历记录方式，按照不同的健康问题分类记录，如日后患者发生同一健康问题，其资料可以添加在该问题栏目中，相同于每个问题都有自己的资料库，便于日后的追踪、查询。

个人健康问题（POMR）记录由基本资料、问题目录、问题描述、病情进展记录、周期性健康检查记录等组成。

1. 基本资料

一般包括人口学资料、临床资料及健康行为资料。

2. 问题目录

问题目录中所记录的问题可以是明确诊断的疾病，也可以是某种症状、体征及异常的化验结果；可以是生物因素所致的问题，也可以是社会、心理、行为方面的问题。从时间跨度上，包括过去、现在和将来的任何时期。问题目录的主要作用是可以让医生通过对问题目录的扫视，迅速获取患者健康的基本信息。问题目录通常以表格形式将确认后的问题按发生时间顺序逐一记录。为了便于查询，可以把健康问题分成主要健康问题和暂时性健康问题两大类，前者是指慢性健康问题和健康危险因素（也可把健康危险因素另外列出），后者是指急性、一过性或自限性健康问题。问题目录表一般放在健康档案之首。

3. 问题描述

通常采用 SOAP 格式，即按照主观资料、客观资料、评估、计划的顺序进行描述。

（1）S：是指由患者提供的主诉、症状、病史、家族史等。应尽量表述出患者的意愿，避免把医生的主观看法加入其中。

（2）O：是指医生在诊疗过程中所观察到的患者资料，包括体检所获得的体征、实验室检查及其他辅助检查所获得的资料，还包括患者的态度，行为等。

（3）A：是指医生根据获得的主、客观资料，进行综合、分析，对问题做出全面的评价，包括诊断、鉴别诊断、问题轻重程度及预后判断等。健康问题的名称采用 WOMCA 指定的"基层医疗的国际分类 ICPC"命名。

（4）P：是指患者的健康问题所指定的处理计划，包括进一步明确诊断应做哪些检查（诊断计划），针对健康问题应采取哪些措施（治疗计划），如何对患者进行健康教育，是否需要会诊、转诊等。

4. 病情进展记录

对于主要健康问题，尤其需要长期监测的慢性病，应对病情变化及治疗情况做连续性记录。在社区医疗中，较多是需要长期监测的慢性疾病，应对其病情变化及治疗情况做连续性记录。

5. 周期性健康检查记录

根据管理人群主要健康问题的流行状况，按照不同性别、年龄设计终生性健康检查计划。

（二）家庭健康档案

主要包括家庭基本资料、家系图、家庭生活周期、家庭卫生保健记录和家庭主要问题目录及其描述。

（三）社区健康档案

包括社区基本资料、健康卫生资源、社区卫生服务状况和社区的健康状况四部分。

二、问卷设计

问卷也称调查表，是健康管理中收集信息的主要资料来源。问卷设计得好坏，关系到健康管理信息收集与分析的成败。在收集信息之前，应根据工作目的，结合相关工作经验和专业知识，广泛征询有关专家的意见，制订一份比较完美的问卷。尤其重要的是在开展全面信息收集前，应进行小范围的预调查，根据实际情况反复修改和完善调查表。

（一）种类

问卷的种类可以多种多样，以问卷填写者分为自评和他评调查表两大类，前者由问卷设计者设计一系列的项目和问题，由被调查者在问卷上根据要求自己回答；后者是由调查人员向调查对象提问采集某些数据，由调查者填写结果。

（二）结构

调查问卷一般包括封面信、指导语和问卷主体。封面信是每份调查问卷前的一段话，它的作用是向被调查者介绍和说明调查者的身份或调查主办单位、调查内容、调查的目的和意义、回收问卷的时间和方式及其他信息（如说明本次调查的保密性、匿名性和感谢话语）等。封面信的篇幅不宜过长，一般200～300字较好。封面信在问卷调查中的作用不可忽视，一个好的封面信，有利于被调查者接受调查并如实填写问卷。指导语是问卷的填写说明，是对具体概念、填写方法等的解释和说明，问卷比较简单、问题较明确时该部分可以省略。问卷的主体部分包括问题和备选答案。

如在高血压相关危险因素调查中，其封面信的内容应根据调查目的来确定。如果调查目的是收集个人相关生活方式信息，进而进行患病或死亡危险性评估，则封面内容相对简单，因为这种情况多是个人主动进行健康危险因素评估，服务对象的依从性较好，得到的信息也比较真实可靠。对社区人群进行抽样调查时，封面信的作用较为明显，应说明调查的目的、内容等，尤其要指出调查的匿名性和保密性，并应有感谢性话语。指导语部分应注意的是应明确具体概念的含义及界定标准，如将吸烟定义为"吸烟每日1支以上，连续1年以上者"，将戒烟定义为"停止吸烟1年以上者"，将饮酒定义为"每周至少1次，连续6个月以上者"，这样可以增加收集信息的准确性。

问卷没有固定的格式，内容的繁简、提问和回答的方式应服从信息收集的目的，并适应于整理和分析资料的要求。现在普遍采用的问卷格式是把拟收集的项目用恰当的措辞构成一系列的问题。

（三）确定调查主体和变量

一般而言，问卷分三个部分：第一部分为一般性项目，即人口学资料，可包括姓名、年龄、性别、出生年月、文化程度、职业、民族、工作单位、现住址等。第二部分为调查主题项目，包括所调查的健康指标和相关因素变量。第三部分为调查者部分（他评调查表中有此部分），列出"调查者"和"调查日期"，有助于查询和明确责任。

围绕调查目的来确定调查的内容，如在高血压相关因素的调查中，首先应确定所需要的一般资料：姓名（群体调查时应省去）、性别、身高、体重、民族、血型、文化程度、婚姻状况、职业、收入、住房等，由于许多生活方式、疾病都与肥胖有一定关系，因此身高和体重作为基本资料时有时是必须测量的。其次应查阅相关文献，收集高血压相关常见危险因素，主要有以下几类：饮食结构、生活方式、遗传因素、年龄、性别、超重和肥胖、精神因素、经济水平、行为方式等，所以这方面的题目应占大部分比重。但是其他部分也是必需的，如高血压的家族史对于评价个人的危险性是必要的。而收入状况可以为健康管理及干预方案提供参考。

（四）初步拟定问卷题目

拟定题目应该注意以下几点：

（1）力求项目少而精。调查项目太多，一方面难以取得被调查者的耐心合作，另一方面调查员也会不堪重负，影响调查的质量。所以要求与主题密切相关的项目一项也不能少，无关的项目一项也不能多。

（2）用词简洁且通俗易懂。采用被调查者熟悉的语言，尽量避免使用专业术语和缩写词等。

（3）问题要有针对性，避免双重或是多重提问，即一个题目不能混杂两个甚至更多的问题，否则会导致被调查者难以做出准确回答，如"你父母是否患有高血压？"

（4）尽量选择能用客观指标描述的问题，减少主观的问题。

（5）避免诱导性提问，因为这种提问会人为增加某种应答的概率，从而产生信息偏差，最好采用中性的提问，如"问题：您的压力主要来源于哪些方面？答案：A. 乏味的工作，B. 繁重的家务劳动，C. 拮据的经济状况"。这是一种典型的诱导和提示性问题，若将答案项目换为工作、劳动、经济状况则是相对客观的。

（6）尽量避免敏感问题，如涉及伦理和个人隐私等问题，如确有必要，应充分强调保密性。

（7）题目数量应适中，题目太多容易使被调查者产生逆反心理，太少则不能收集到足够信息，一般以 15~20 分钟内完成为宜。

（五）调查表中问题设计的主要形式

1. 定义问题

也就将各种可能的答案列举在调查表上由被调查者选择。根据答案的多少又可分为以下两类：

（1）是否式问题：答案就只有两种可能性，即是或否。这类问题的最大缺点就是限制了答案的范围。

（2）多项选择式问题：根据具体情况，供选择的答案多种多样。这类问题的最大缺点就是多种备选答案对调查者会产生诱导效应，从而导致信息偏倚。

2. 开放式问题

即回答问题可以不受限制。呈连续性分布的变量在调查表中常用此提问方式，如身高、体重只能按实际测量的数值填写。此外，还有调查前无法预想到的回答，这样可以在设定的选项之外增加"其他（请注明）"一项，以免丢失信息。除上述两种情况之外，一般不采用开放式问题，因为被调查人的答复不一定能满足设计者的要求。如对婚姻状况的调查，绝大部分被调查者可能只提供已婚或未婚的答案，不能进一步给出分居、离异等信息，这样一方面丢失了部分信息，另外也难以进行分类编码。

（六）编码

近年来电子计算机的飞速发展和广泛应用，以及专用统计软件包的设计开发，为流行病学调查的资料分析提供了方便条件。因此，目前流行病学调查表大部分采用编码设计，或者易于编码处理的形式。为了便于分类编码及资料的计算机处理，现在多倾向于采用定式问题的方式。对于分类变量最好采用定式问题，并对备选答案进行编号，这样做的优点是在编制问题时提前进行编码，称为"预先编码"或者"自我编码"，调查表的问题回答完毕就完成了编码，不必事后再进行编码。

（七）问卷质量的评价

作为收集信息的工具，调查问卷的质量会影响收集资料的质量，因此为保证问卷设计的科学性，常采用信度和效度对其进行评价。

1. 信度

信度是指使用调查问卷所获得的结果一致程度或准确度。稳定性、内在一致性和等同性是信度的三个主要特征。重测信度表示调查问卷稳定性的大小，即同一工具两次或多次测量同一调查对象所得结果的一致性，一致性程度越高，则研究工具的稳定性越好，重测信度也就越高。一般两次测量应间隔 1~2 周时间，通常用重测相关系数来表示，其值越趋于 1，调查问卷的信度越高。另外也可用 Cronbacha 系数来反映问卷的内在一致性。内在一致性是指组成调查问卷的各项目之间的同质性或内在相关性，内在相关性越大或同质性越好，说明组成调查问卷的各项目都在一致地测量同一个问题或指标，也就是说明问卷的内在一致性越好，信度越高。

2. 效度

效度是指某一调查问卷能真正反映它所期望研究的概念的程度，反映期望研究的概念的程度越高，效果越好。对效度评价可采用三种方法：

（1）内容效度：是根据理论基础及实际经验来对问卷题目的合理性和完整性等所做出的直接判断。内容效度需建立在大量文献查阅、工作经验及综合分析、判断的基础上，多由相关专家委员会进行评议。

（2）校标效度：侧重反映的是问卷与其他测量标准之间的关系，体现问卷与其所测量标准的相符程度，相关系数越高，表示问卷的效度越好。

（3）结构效度：表示问卷工具的内在属性及问卷与所依据理论或概念框架的相结合程度。它主要回答"该问卷工具究竟在测量什么？""使用该问卷工具能否测量出想研究的抽象概念？"这类问题，概念越抽象就越难建立结构效度，同时也越不适宜使用校标效度进行评价。

第八章　健康风险评估

第一节　健康危险因素

一、环境因素

人群的健康和疾病始终与环境因素密切相关。环境因素是指以人为主体的外部世界，或围绕人们的客观事物的总和，包括自然环境和社会环境。一个完整的个体，不仅是生物学意义上的人，而且还处在特定的自然环境和社会环境之内，是自然环境和社会环境中的一部分。因此，在考虑个体的健康和疾病时，不仅要考虑其生物特性，更要考虑自然环境和社会环境的影响，以使个体达到"天人合一"的最佳健康状态境界。

危害健康的环境因素包括自然环境因素、社会环境因素和心理因素。

（一）自然环境因素

自然环境是人类赖以生存的物质基础，存在着大量的健康因素和危害因素。影响健康的自然环境因素包括生物危险性因素和物理化学危险因素两种。其中生物危险性因素包括细菌、病毒、寄生虫等；物理性因素包括噪声、震动、电离辐射等；化学性因素包括毒物、农药、废气、污水等。生态被破坏会失去有益因素，增加危害因素，使水、空气、土壤、食物等受到细菌、病毒、寄生虫、生物毒物、化学物质的污染。污染必然对人体造成伤害，其危害一般具有低浓度、长周期、慢效应、大范围、人数多、后果严重及多因素协同作用等特点。生产环境中的有害因素，如各种生产性毒物、粉尘、农药等均可对人们健康造成威胁。

（二）社会环境因素

健康不仅受自然环境影响，同时也受社会环境因素影响。即使是自然环境问题，也受社会因素的支配和影响。社会因素在疾病的发生、发展、转归和防治过程中都起着极其重要的作用。

社会因素是指社会的各项构成要素，包括一系列与社会生产力和生产关系有密切联系的因素，即以生产力发展水平为基础的经济状况、社会保障、环境、人口、教育以及科学技术等，和以生产关系为基础的社会制度、法律体系、卫生保障及社会文明等。社会因素所涵盖的内容非常广泛，主要包括环境、人口和文明程度三个方面。社会因素影响健康的规律与特点是非特异性与广泛性、持久性与累积性，并且社会因素作用与人类健康常常是以交互作用的方式产生效应。社会因素对健康有着重大影响。在各类收入水平的国家中，健康和疾病与社会地位相关，社会经济地位越低，健康水平越差。健康水平和人的经济地位、文化程度等都呈正相关的关系。

（三）心理因素

人不仅仅是一个生物体，更重要的是具有社会属性和心理活动。人是生物、心理和社会的统一体，身心是相互关联和互动的，健康和疾病现象与心理因素密切相关。

心理因素是指影响人类健康和疾病过程的认知、情绪、人格特征、价值观念及行为方式等。一般认为心理因素赋予个体某些易病倾向，从而在社会文化等环境因素作用下易于表现出某些心理障碍和躯体疾病。人在精神上出现问题的时候，身体就会患病；而身体患病时，精神上也会痛苦。遭受精神创伤可以使机体免疫力下降，导致感染性疾病乃至癌症的发生。

美国心理学家马斯洛和麦特曼认为正常心理应具有：①充分的适应能力；②充分了解自己，并对自己的能力有适当的评价；③生活的目标能切合实际；④与现实环境保持接触；⑤能保持人格的完整和和谐；⑥具有从经验中学习的能力；⑦具有良好的人际关系；⑧适当的情绪发泄和控制；⑨能做有限度的人格发挥；⑩个人的基本要求符合社会规范，并有恰当的满足感。

二、生物遗传因素

现代的生物—心理—医学模式并不否定生物遗传对健康的影响，而是更准确地认识和肯定了生物遗传因素的含义和医学价值。人体的基本生物学特征是健康的基本决定因素，遗传素质影响不同个体的健康和疾病状况。了解心理因素和社会因素对健康和疾病的影响，也需要深化对生物遗传因素的研究。

危害健康的生物遗传因素主要包括两类：直接与遗传相关的疾病，遗传与其他危险因素共同作用的疾病。具体来说就是血友病、镰状细胞贫血症、蚕豆病等和遗传直接相关的疾病，以及高血压、糖尿病等遗传与其他危险因素共同作用的疾病。

三、行为生活方式因素

生活方式是个人或群体在长期的社会化进程中形成的一种行为倾向或行为模式，它包括人们的衣、食、住、行、劳动工作、休息娱乐、社会交往、待人接物等物质生活和精神生活的价值观、道德观、审美观，以及与这些方式相关的方面。可以理解为是在一定的历史时期与社会条件下，各个民族、阶级和社会群体的生活模式。

健康行为指人们为了增强体质和维持身心健康而进行的各种活动。如充足的睡眠、平衡的营养、运动等。健康行为之所以健康不仅在于它能不断增强体质，维持良好的心身健康和预防各种行为、心理因素引起的疾病，而且也在于它能帮助人们养成健康习惯。因为多发病、常见病的发生多与行为因素和心理因素有关，而且各种疾病的发生、发展最终都可找到行为、心理因素的相关性，通过改变人的不良行为、不良生活习惯，养成健康习惯来预防疾病的发生。可见，健康行为是保证身心健康、预防疾病的关键。

四、卫生服务因素

卫生服务是针对个人和人群进行的有益于健康的医学行为的全方位的人性化的管理和看护。卫生服务是指卫生系统借助一定的卫生资源，向居民提供的医疗、预防、保健、康复等各种活动的总称。

第二节　健康风险评估

健康风险评估是将健康概念及与健康有关的事物或现象进行量化的过程，即依据一定的规则，根据被测对象的性质或特征，用数字来反映健康概念及与健康有关的事物或现象。健康风险评估从对死亡和疾病的负向评估逐步扩大到以健康为中心的正向评估；从对生物学因素逐步扩大到对心理、行为因素和生活因素的综合评估。

一、健康风险评估的定义

健康风险评估是通过所搜集的大量的个人健康信息，分析建立生活方式、环境、遗传等危险因素与健康状态之间的量化关系，预测个人在一定时间内发生某种特定疾病或因为某种特定疾病死亡的可能性，即对个人的健康状况及未来患病或死亡危险性的量化评估。健康风险评估是健康管理过程中关键的技术部分，是健康管理的核心，并且只有通过健康管理才能实现。健康风险评估是慢性病预防的第一步，也称危险预测模型。

二、健康风险评估的历史

追溯健康风险评估的历史，主要有以下几个重要阶段：

（1）1940 年，Lewis C. Robbins 医生首次提出健康风险评估的概念。他从当时进行的大量子宫颈癌和心脏疾病的预防工作中总结了这样一个观点：医生应该记录病人的健康风险，用于指导疾病预防工作的有效开展。他创造的健康风险标（Health Hazard Chart），赋予了医疗检查结果更多的疾病预测性含义。

（2）1950 年，Robbins 担任公共卫生部门在研究癌症控制方面的领导者，他主持制定了《10 年期死亡率风险表格》（Tebles of 10-year Mortality Risk），并且在许多小型的示范教学项目中，以健康风险评估作为医学课程的教材及运用的模式。

（3）20 世纪 60 年代后期，随着人寿保险精算方法在对病人个体死亡风险概率的量化估计中的大量应用，所有产生量化健康风险评估的必要条件准备就绪。

（4）1970 年，Robbins 医生和 Jack Hall 医生针对实习医生共同编写了《如何运用前瞻性医学》（How to Prospective Medicine）一书，阐述了目前健康危险因素与未来健康结局之间的量化关系，并提供了完整的健康风险评估工具包，包括问卷表、健康风险计算及反馈沟通的方法等。至此，健康风险评估进入大规模应用和快速发展时期。

第三节　健康风险评估技术与方法

一、健康风险评估的基本步骤

（一）个人健康信息的收集

个人健康信息的收集是进行健康风险评估的基础，包括调查问卷、体格检查、实验室检查。

（二）危险度计算

危险度计算主要有两种方法：第一种是建立在单一危险因素与发病率基础上的单因素加权法，即将这些单一因素与发病率的关系以相对危险性表示其强度，得出的各相关因素的加权分数即为患病的危险性。这种方法的典型是哈佛癌症风险指数。第二种方法是建立在多因素数理分析基础上的多因素模型法，即采用统计学理论的方法得出患病危险与危险因素之间的关系模型。这类方法的典型代表是 Framingham 的冠心病模型。

（三）风险沟通

风险沟通是个体、群体及机构之间交换信息和看法的双通道的互动过程，是一个收集信息、组织信息、再现和修炼信息，并提供决策的过程。风险沟通贯穿风险管理全过程，起到互动和交流信息的作用，是风险管理的最重要途径之一。因此在疾病的风险管理中，恰当的风险沟通方式，将有助于临床医生、全科医生和患者更好地理解疾病绝对风险的概念。

（四）健康评估报告

健康评估报告包括个体评估报告和群体评估报告。无论是个体评估报告还是群体评估报告都应与评估目的相对应。个体评估报告主要包括健康风险评估结果及分析，以及有针对性的健康教育信息。群体报告主要包括受评群体的人口学特征、患病状况、危险因素总结、建议的干预措施和方法等。

二、健康风险评估的种类和方法

从不同的角度出发，健康风险评估可进行多种分类。例如，按应用的领域区分，健康风险评估可分为：①临床评估，包括体检、门诊、入院、治疗评估等；②健康过程及结果评估，包括健康状况评估、患病危险性评估、疾病并发症及预后评估等；③生活方式及健康行为评估，包括膳食、运动等评估；④公共卫生监测与人群健康评估，从人群的角度进行环境、食品安全、职业卫生等方面的健康评估。

从评估功能的角度，常见的健康风险评估种类及方法可分为以下几种：

（一）一般健康风险评估（Health Risk Appraisal，HRA）

即通过问卷、危险度计算和评估报告三个基本模块进行健康风险评估。

（二）疾病风险评估（Bisease Specific Health Assessment，BSHA）

疾病风险评估的目的区别于一般的健康风险评估，疾病风险评估指的是对特定疾病患病风险的评估。其目的主要有：

（1）筛查出患有指定疾病的个体，引入需求管理或疾病管理。

（2）测量医生和（或）患者良好临床实践的依从性与有效性。

（3）测量特定干预措施所达到的健康结果。

（4）测量医生和（或）患者的满意度。

一般健康风险评估的方法对于疾病风险评估一样适用。此外，疾病风险评估还具有以下特点：

（1）注重评估客观临床（如生化试验）指标对未来特定疾病发生的危险性。

（2）流行病研究成果是其评估的主要依据和科学基础。

（3）评估模型运用严谨的统计学方法和手段。

（4）适用于医院或体检中心、健康管理机构和人寿保险中的核保与精算。

（三）疾病风险评估与健康管理策略

疾病风险评估作为健康风险评估的一个主要类型，与健康管理措施有着密切的联系。从某种程度上说，疾病风险评估起着健康管理分流器的作用，通过疾病风险评估可对人群进行分类，对处于不同风险类型和等级的个人或人群实施不同的健康管理策略，实现有效的全人群健康管理。

如前所述，疾病风险评估的方法直接来源于流行病学的研究成果，其中，前瞻性队列研究和对以往流行病研究成果的综合分析及循证医学是最为主要的方法。前者包括生存分析法、寿命表分析法等，后者包括 Meta 分析法、合成分析法（Synthesis Analysis）等，具体方法可参见相关流行病、统计和循证医学书籍，此处不再赘述。

疾病风险评估的步骤：从大的方面来说，疾病风险评估主要有以下四个步骤。第一，选择要预测的疾病（病种）；第二，不断发现并确定与该疾病发生有关的危险因素；第三，应用适当的预测方法建立疾病风险预测模型；第四，验证评估模型的正确性和准确性。

要说明的是，首先，选择的疾病（病种）一般为人群高发、危害严重及现代医学对之已有较好干预或控制效果的疾病。其次，流行病学的研究成果对于发现和确定与该疾病（病种）发生有关的危险因素，并随之建立有效的疾病预测模型起着至关重要的作用，同时，危险因素的个数及其作用随着医学研究的进展和新发现，应能恰当地体现在预测模型中。再次，疾病预测模型应具有较好的正确性和准确性，即预测的结果应和实际观测的结果具有一致的方向性和较好的相关性与敏感性。最后，不同的评估工具可能有不同的患病危险性表示方法，最基本的方法是通过未来若干年内患某种疾病的可能性（概率值），与同年龄、同性别的人群平均水平相比，评估或判断个人患病危险性的高低。

三、健康风险评估的目的

健康风险评估是在通过合理有效的手段收集人或人群详细健康相关资料的基础上，利用各种评估工具对健康相关信息进行整理、分析，最终形成对当前健康状态、健康发展趋势及未来可能出现的结果等多方面的判断。

（一）健康风险评估应用于个人健康指导

1. 帮助个体综合认识健康危险因素

健康危险因素在个体身上的发生和表现是多元化并存且相互影响的，可以表现出病症也可以不表现出病症。健康风险评估通过收集个人危险因素信息评估个体的健康状况及未来患病危险性，有利于帮助个体综合、正确地认识自身健康危险因素及其危害。

2. 鼓励和帮助人们修正不健康的行为

健康风险通过个性化、量化的评估结果，帮助个人认识健康危险因素及其危害与发展趋势，指出了个人应该努力改善的方向，并制订针对性强的干预方案，帮助人们有的放矢地修正不健康的行为，促进人们自觉地改变不健康的行为，消除或减轻影响健康的危险因素，预防疾病、促进健康、提高生活质量。

3. 制订个体化干预措施

通过健康风险评估，可以明确个人或群体的主要健康问题及其健康危险因素，并确定危险因素的属性是行为因素还是非行为因素，是可以改变的因素还是不可以改变的因素，进而通过制订个体化、针对性的干预方案，提高个体或人群的健康水平。

4. 评价干预措施的有效性

健康干预是健康管理过程中采用多种形式帮助个体纠正不良生活方式和习惯，控制健康危险因素的手段。健康管理是一个长期的、周而复始的过程，即在健康干预措施实施一段时间之后，需要评价效果、调整计划和干预措施。健康风险评估可通过自身的信息系统，收集、追踪和比较重点评价指标的变化，可对健康干预措施的有效性进行实时评价和修正。

（二）健康风险评估应用于群体管理

对群体进行健康管理时，为了使健康管理更有效，针对性更强，通常要筛选高危人群，进行人群分层管理，以监测疾病进程、降低医疗费用。健康风险评估是筛选高危人群进行风险分层的最佳方法，可按健康危险因素的多少、疾病危险性的高低等进行健康风险高低分层（如高血压患者心血管危险分层管理等），也可根据卫生服务的利用水平、设定的阈值或标准等进行医疗花费高低分层。通过对不同风险的人群采取不同等级的干预手段，可达到健康管理的最大效果和对资源的最大利用。如对经常利用卫生服务的人群进行疾病管理，对偶尔利用的人群进行需求管理，对很少利用的人群进行生活方式管理等。

第九章　健康指导与健康咨询

第一节　健康指导

健康指导过程的实质是健康信息传播的过程。在对个体或群体进行健康指导时，要有计划性和目的性，需制订健康教育计划。

一、健康教育计划设计原则

（一）目标原则

计划设计必须自始至终坚持以正确的目标为指向，使计划活动紧紧围绕目标展开，以保证计划目标的实现。

（二）前瞻性原则

计划的制订和执行要考虑长远的发展和要求。前瞻性目标要体现一定的先进性，如果目标要求过低，将失去计划的激励功能。

（三）弹性原则

在制订计划时要尽可能预计到在实施过程中可能发生的变化，要留有余地并预先制订应变对策，以确保计划的顺利实施。

（四）从实际出发原则

遵循一切从实际出发的原则，要借鉴历史的经验与教训，要做周密细致的调查研究，因地制宜地提出计划要求；同时要清楚地掌握目标人群的健康问题、知识水平、思想观念、经济状况、风俗民情等一系列客观资料，实行分类指导，制订真正符合具体实际、有可行性的计划。

（五）参与性原则

健康计划是健康管理师与服务对象共同制订的，在计划的制订过程中要求服务对象（包括个体和群体）积极参与。

二、制订健康教育计划的目标

（一）计划的总体目标

计划的总体目标是指计划执行后预期达到的最终结果。总体目标是宏观的、长远的，描述整体努力方向。

（二）计划的具体目标

计划的具体目标是对总体目标更加具体的描述，用以解释和说明计划总体目标的具体内涵。因此健康教育的具体目标需要包含具体的、量化的、可测量的指标，应该能够对以下问题做出回答：

Who——对谁？可以是个体也可以是群体。

What——实现什么变化（知识、信念、行为、发病率等)？

When——在多长时间内实现这种变化？

Where——在什么范围内实现这种变化？

How much——变化程度多大？

三、确定健康教育干预措施

（一）教育策略

教育策略的核心是教育人们形成有益于健康的认知和技能。在教育策略下，开展的健康教育活动很多。

（二）环境策略

环境策略的作用对象是物质环境、条件，其目的是使人们采纳健康行为的意愿得以实现。

（三）政策策略

政策策略从两方面作用于人群的健康行为：其一，政策可以支持并促使这些行为得以实现。其二，政策策略还可以通过影响资源配置、环境改善从而促进健康行为乃至健康。

四、健康教育计划的实施

（一）建立实施的组织机构

在完成了实施计划并开始实施活动时，首要的任务就是建立承担领导工作的领导机构和承担实施任务的执行机构，同时还要确定协作单位，建立协作关系。

（二）制订实施工作时间表

制订实施具体工作时间表的意义在于使各项活动在计划周期内得到合理安排，并且使人员能够遵循时间表协调一致地开展活动，从而保证计划的实施进度，为计划的顺利实施与完成奠定基础。

（三）配备和培训实施工作人员

工作人员应根据计划的具体内容分别确定，既要考虑到人员的数量，又要考虑到人员的专业能力。实施人员主要是从执行机构中选定，必要时从相应业务部门聘请人员共同工作。

（四）配备所需物件与健康教育材料

完成计划的实施工作还需要有物质条件，包括实施工作所需要的某些仪器、设备、车辆、器械及传播活动所需的传播材料等。

（五）实施的质量控制

在健康教育计划的实施阶段，通过对活动质量的监测，及时了解实施的进度及各项活动的质量和数量，并最终确保活动在预定的时期内完成，达到质量要求。

第二节　健康咨询

健康咨询是临床场所尤其是初级卫生保健场所帮助个体及家庭改变不良行为最常用的一种健康教育方式。健康咨询的成功与否很大程度上取决于咨询服务提供者的交流技巧。咨询是为咨询对象提供各种选择，而不是强迫对方接受你认为正确的建议。

健康咨询通常包含五个基本步骤：①评估；②劝告；③达成共识；④协助；⑤安排随访。

一、健康咨询的基本原则

（一）自愿原则

健康咨询的请求、延期、恢复、终止等应出于服务对象的自愿，避免强制。

（二）保密原则

服务对象可能会向咨询服务提供者谈论自己的许多隐私，咨询服务提供者一定要替服务对象保守这些秘密，而不能告诉其他任何人，这是咨询服务提供者必须恪守的基本原则，也是与服务对象保持信任关系的基本条件。

（三）建立平等、友好、信赖关系

咨询服务提供者应对寻求咨询的服务对象表示出关心和爱护，并建立友好的关系，取得对方的信任，鼓励服务对象敞开心扉谈论自己的问题。

（四）鉴定需求

咨询服务提供者通过仔细聆听了解服务对象存在的问题，并让他（她）自己鉴定出自身存在的问题。咨询服务提供者要避免指出服务对象存在的问题。

（五）调动参与

好的咨询服务提供者能帮助服务对象找出各种与其所存在问题相关的因素，并鼓励服务对象找出最适合他们自己的解决办法，而不要试图劝说服务对象接受你的建议。

（六）接触限制原则

咨询服务提供者不应与来访者有除工作之外的任何接触、交往，不应与来访者建立、发展咨询服务之外的任何关系，不应在工作必需之外获取来访者隐私。

（七）伦理原则

健康咨询服务应以社会普遍认同的伦理规范与价值观为约束，遵循健康咨询服务的基本伦理。

二、健康咨询的 5A 模式

健康咨询的五 A 模式是评估（Assess）、劝告（Advise）、达成共识（Agree）、协助（Assist）和安排随访（Arrangement Follow-up）。

（一）评估

了解服务对象的行为现状、相关知识、技能、自信心等情况。在服务对象第一次前来咨询时，咨询服务提供者应通过交流与观察，明确服务对象的主要健康问题与服务需求。

（二）劝告

为服务对象提供危害健康的因素、行为改变的益处等信息。通过评估，健康咨询服务提供者要指出服务对象目前存在的问题，劝导其改变不健康的行为和生活方式。

（三）达成共识

根据服务对象的兴趣、能力共同设定一个改善健康行为的目标。咨询不是依靠强迫服务对象接受某种建议而达到目的，而是要使服务对象真正从内心深处接受新的观点，形成新的态度，并在行动上自觉地表现出来，而不仅仅是表面上转变自己的看法。

（四）协助

让服务对象找出行动可能遇到的障碍，帮助其确定正确的策略、解决问题的技巧及获得社会支持的方法。在整个服务实施过程中，健康咨询服务提供者都应根据服务对象的实际情况变化及时调整服务方案，并随着服务的逐渐深入不断补充和完善服务方案。

（五）安排随访

明确下次随访的时间和方式（上门、电话、电子邮件等）。在下一次咨询前，健康咨询服务提供者应及时与服务对象沟通，进行服务回访，对服务对象进行阶段性评估，听取服务对象对咨询服务的反馈，以评估服务效果，提升服务质量，改进服务活动，并将其作为调整咨询服务方案和开展下一步服务的依据。

第三节　健康指导和咨询案例

本节以高血压和糖尿病为例介绍健康指导与健康咨询。

一、高血压预防控制知识

（一）高血压的危险因素

目前认为，高血压的发生既受遗传因素的影响，又与个人的生活方式有关，是两者长期相互作用的结果，其中个人的生活习惯起主要作用。在种族、遗传因素无法改变的情况下，建立健康的生活方式是预防和控制高血压唯一有效的手段。目前比较公认的导致高血压的生活方式有高盐饮食、肥胖、体力活动过少、过量饮酒、精神高度紧张等，所以高血压的预防及健康管理应针对上述危险因素而展开。

（二）高血压的生活方式指导原则

1. 限制钠盐摄入量

流行病学证明钠盐摄入量和血压水平显著相关，钠盐摄入量过多，主要通过提高血容量使血压升高；限制钠盐的摄入量具有明显的降压作用。

WHO 建议每人每天钠盐的摄入量应在 5 克以下，但从我国居民的饮食习惯考虑，达到此目标比较困难。因此我国建议摄入量应控制在 6 克以下。

2. 增加新鲜蔬菜、瓜果的摄入，补充钾、镁离子

新鲜蔬菜、瓜果富含钾、镁离子，在限制钠盐的同时，适量增加钾、镁离子的摄入量，能促进肾脏排钠，减少钠水在体内滞留，起到预防和降低血压的作用。钾离子的降压作用还与其交感神经抑制作用、血管扩张作用有关。此外，水果蔬菜的大量摄入，还可以增加食物纤维与植物性蛋白质的摄取，这也是有益健康的。

3. 限制饮酒及戒酒

饮酒量和血压的关系比较复杂，适度的饮酒可降低高血压和心脑血管疾病的发生，但当饮酒量每天超过 40 毫升时，饮酒量和血压间呈正相关，大量饮酒者高血压的发病率是非饮酒者的大约五倍，而且，大量饮酒还可减弱降压药的降压效果。

少量饮酒一般对高血压的发生无明显影响。但是，国内外许多研究证明，大量饮酒具有增压作用，而且易于引发心血管并发症。为了预防高血压的发生及并发症出现，应做到：血压正常者最好不要饮酒或少量饮酒，血压偏高者更应节

制，已有饮酒习惯者应限制及减少饮酒量。

4. 减轻体重

肥胖通过增加全身血管床面积和心脏负担，引起胰岛素抵抗而增高血压，尤其是中心性肥胖，上述效应更加明显。

关于减肥的速度，一般认为，急速减肥会对身体造成过重的负担，降低减肥者的生活质量，不容易坚持下去，而且易反弹。由于脂肪提供能量较多，当饮食中所含脂肪过量，机体不能充分消耗，多余的脂类就会在体内转化成脂肪储存起来，造成肥胖，引起血压升高；而且脂肪摄入量过多，也会引起血脂紊乱，进而造成动脉粥样硬化，与高血压互为恶性循环。

5. 适度的体育活动和运动

体力活动过少可引起中心性肥胖、胰岛素抵抗及自主神经调节功能下降，从而导致高血压发生。不经常参加运动者发生高血压的危险性高于经常运动的人。此外，体育运动还可以增加高密度脂蛋白胆固醇的浓度，改善胆固醇的代谢，预防动脉粥样硬化。

6. 戒烟

吸烟对血压虽然没有直接影响，但吸烟是心血管疾病的三大危险因素（高血压、高胆固醇血症、吸烟）之一，可促进动脉粥样硬化而明显增加心脑血管疾病的患病率和死亡率。

7. 保持良好的心理状态

人的心理状态和情绪与血压水平密切相关，紧张的生活方式和工作节奏，长期焦虑、烦恼等不良情绪及生活的无规律，都容易使血压升高或患上高血压。

（三）高血压治疗原则与目标

原发性高血压目前尚无根治方法，但大规模临床试验证明，降压治疗不是治本，也不仅仅是对症，降压治疗的最终目的是降低高血压患者心脑血管病的发生率和死亡率。降压治疗使高危患者能获得更大的益处。高血压患者发生心脑血管并发症往往与血压有高度密切的关系，因此降压治疗应该确立血压控制目标值。另外，高血压常常与其他心脑血管病的危险因素合并存在，各种危险因素与高血压协同加重心血管危险，为此，治疗措施必须是综合性的。

1. 治疗原则

按不同危险度采取不同的治疗方针，制订具体的、全面的治疗方案，监测患者的血压和各种危险因素，改善不良生活方式，采用药物降低血压，控制其他危险因素和临床情况。

2. 治疗目标

治疗高血压的主要目标是控制血压，减少心血管疾病的发生，最大限度降低死亡率和病残率。在治疗高血压的同时，干预患者检查出来的所有危险因素，并合理处理患者同时存在的各种临床情况。

二、糖尿病的预防控制知识

（一）糖尿病的危险因素

2 型糖尿病的发生既受遗传因素的影响，又与环境因素有关，因此，2 型糖尿病是在多个易感基因的遗传背景下，由不健康的生活习惯负荷而引起的，其中生活习惯起主要作用。

目前公认的 2 型糖尿病的主要生活习惯危险因素有：①营养与膳食不合理，摄入能量过多，动物性脂肪摄入量过多；②肥胖；③体力活动和运动太少（亦称静态生活方式）；④高龄；⑤长期精神紧张。

（二）糖尿病的生活方式管理原则

糖尿病的预防生活方式管理应该遵循健康管理的一般程序，即在全面调查、收集健康信息、进行健康风险评估的基础上，开展生活方式管理。生活方式管理主要包括五项关键内容：合理的营养与膳食指导、控制体重、增加体力活动及运动、心身休养与心理辅导、控烟限酒。

1. 合理的营养与膳食指导

糖尿病的发生与能量摄入过多、动物性脂肪摄入量过多等有密切关系。科学合理的营养与膳食指导是糖尿病预防与健康管理的基本手段。

2. 控制体重

控制超重和肥胖、保持理想体重是糖尿病预防及健康管理的关键。饮食能量过量和缺乏运动是造成肥胖的主要原因，因此，减轻体重的方法是减少能量的摄入和积极参加体育锻炼及适当的体力劳动。

3. 增加体力活动及运动

体力活动及运动可消耗血糖、减少体内脂肪蓄积，增加全身肌肉组织（尤其是骨骼肌）和肝脏对胰岛素的敏感性，改善机体总的代谢功能。增加体力活动和运动不仅仅是预防糖尿病的有效措施，且对控制血糖、血压、血脂及体重均有诸多益处。

4. 心身休养与心理辅导

糖尿病合并症多，损害多个重要器官，目前尚无有效的病因疗法，必须长期对症治疗，且治疗依赖于患者对每天每餐饮食的控制，往往要求患者改变多年的生活习惯，导致患者生活质量下降。因此，一旦患上糖尿病后，患者都会产生不同程度的心理问题。此时，应向患者讲解糖尿病的科学知识（必要时使用抗焦虑药物），只有当血糖长期得不到有效控制，才能出现合并症；若血糖控制得好，可大大延缓合并症的发生。

5. 限制饮酒

大量饮酒是导致高血压、脑卒中等心血管疾病的危险因素，同时饮酒常常伴随总能量摄入的增加，导致超重或肥胖。因此，糖尿病的预防和健康管理也应提倡限制饮酒。

6. 戒烟和避免被动吸烟

吸烟对糖尿病虽然没有直接影响，但吸烟和糖尿病都是引发心血管疾病的主要危险因素，能明显增加心脑血管疾病的患病率和死亡率，加之吸烟的致癌作用及多方面对健康的危害，因此，提倡全人群不吸烟、戒烟、减少被动吸烟。

（三）糖尿病药物治疗

国际糖尿病联盟提出了糖尿病现代治疗的五个要点，分别为：饮食控制、运动疗法、血糖监测、药物治疗和糖尿病教育。糖尿病的防治策略强调全面消除或减轻心血管危险因素，所以除积极控制高血糖外，还应纠正脂代谢紊乱，严格控制血压，进行抗血小板治疗，处理肥胖，戒烟和处理胰岛素抵抗等。

第十章 健康教育

健康教育与健康管理有着密切关系。对于个体而言，任何事务都是在对其充分了解后才能更好地处理，健康管理当然不会例外，在服务对象了解健康知识的基础上对其进行管理才是科学有效的。对于健康管理师而言，做好健康教育能使服务对象配合管理，群体趋于更为健康的生活方向。个体完全完成健康教育之后，能独立管理自身健康，能减轻健康管理师的负担，正因如此，健康教育是健康管理干预实施过程中的主要手段之一，开展健康教育是健康管理的开始，对理解和丰富健康管理的理论及实践大有益处。

第一节 健康教育与健康促进

一、健康教育

健康教育（Health Education，HE）是通过信息传播和行为干预，帮助个人和群体掌握卫生保健知识、树立健康观念，自愿采纳有利于健康的行为和生活方式的教育活动与过程。其目的是消除或减轻影响健康的危险因素，预防疾病，促进健康和提高生活质量。

健康教育的实质是有计划、有组织、有评价的教育活动和过程。健康教育具有对象明确、以双向传播为主、注重反馈和行为改变效果等特点，是卫生宣传在内容上的深化、范围上的拓展和功能上的扩充。当前卫生宣传是健康教育的一种重要手段。

健康教育的着眼点是促进个人和群体改变不良的行为与生活方式。行为的改变以知识、信念、健康观念的改变为基础，因此首先要使个体或群体掌握卫生保健知识，提高认知水平和技能，建立起追求健康的理念，并为此自觉自愿而不是勉强地改善自身行为与生活方式。

20 世纪 70 年代以来，健康教育在全球迅速开展，完整的学科体系已经逐步形成，尤其是近 20 年来，全球性健康促进活动的兴起，健康教育与健康促进在卫生保健整体战略中的地位得到了全世界的关注，健康教育与健康促进的内涵、特征、研究领域等诸多问题正处于不断的发展和完善当中。世界各国的健康教育实践经验表明，行为改变是长期的复杂的过程，许多不良的行为生活方式仅凭个人的主观愿望仍无法改变，要改变行为必须依赖于支持性的健康政策、环境、卫生服务等相关因素。单纯的健康教育理论在许多方面已无能为力，已经满足不了社会进步与健康发展的新需要，在这种情况下，健康促进活动开始迅速发展。

二、健康促进

健康促进是促进人们维护和提高自身健康的过程，是协调人类与环境之间的战略，规定个人与社会对健康各自所负的责任，是一切能促使行为和生活条件向有益于健康改变的教育与环境支持的综合体。健康促进涉及五个主要活动领域：①建立促进健康的公共政策；②创造健康支持环境；③增强社区的能力，确定问题和需求是社区能力建设的最佳起点；④发展个人技能；⑤调整卫生服务方向。

健康促进是一个综合的调动教育、社会、经济和政治的广泛力量，改善人群健康的活动，它不仅是旨在直接增强个体和群体知识技能的健康教育活动，更包括那些直接改变社会、经济和环境条件的活动，以减少对个体和大众健康的不利影响。健康教育是健康促进的基础和先导。离开了健康教育，健康促进就是无水之源、无木之本。同时外界环境对健康教育的影响不容小觑，健康教育如不向健康促进发展，其作用将会受到极大限制。

健康管理是指一种对个人或人群的健康危险因素进行全面管理的过程，其宗旨是调动个人及群体的积极性，有效地利用有限的资源来达到最大的健康效果。实施健康管理是变被动的疾病治疗为主动的管理健康，达到节约医疗费用支出、维护健康的目的。目前，健康管理在我国还处于起步阶段。健康教育与健康管理在目标和理念上是互通的。目前我国社区健康教育已经形成了制度化建设，机构、人员、职责等相对固定，并得到了人们的广泛认可。

三、健康教育与健康管理

（一）健康教育与健康管理的区别与联系

从以上健康管理的内涵和基本操作步骤来看，两者都运用了资料收集—计划—实施—评价的管理过程，在计划前研究和评估中，都会采用定量的问卷调查和一些定性的方法寻找问题原因和可能解决问题的方法。健康教育主要侧重于知识、态度、信念、行为等方面，而健康管理主要重视从体格检查的资料中获得信息，强调对生活方式和行为的长期、连贯的管理。在制订计划中，健康教育更加重视目标人群的知识、态度和行为的改变，而健康管理的计划要在风险评估的基础上，提出针对个人的个性化措施。在实施过程中，健康教育通常运用教育、传播乃至政策的策略，针对目标人群进行教育和干预；而健康管理通常运用对个体进行生活方式的干预和健康、疾病的咨询和指导。在评价方面，健康教育会进一步细分为过程评价、效应评价和结局评价，健康管理也类似，但更侧重于行为的监测和健康指标的改善及健康风险的变化。

（二）健康教育在健康管理中的作用

健康管理是把健康监测和维护、健康相关行为及治疗和康复都纳入管理并实施干预，干预手段主要是非临床的方法，也就是教育和管理，因此，健康教育是健康管理中非常基本和重要的方法。

1. 在个体健康管理中的作用

针对个体的健康信息收集问卷的设计原理与健康教育常用的问卷类似，问卷内容中所包含的行为和生活方式相关问题及健康教育需求等问题在健康教育的问卷中也经常被问及，在对个体进行健康教育干预时，要应用健康教育中常用的人际传播和行为干预策略，因此，熟悉和掌握健康教育理论和实践技能是实现有效的个体健康管理的基础。

2. 在群体健康管理中的作用

在健康管理领域，健康管理师除了要做个体化的健康管理，还面临着社区、学校、企事业单位等以人群、场所为基础的群体健康干预。健康教育和健康促进是群体健康管理工作的重要工具、方法和策略，健康教育与健康管理在很多策略性的方面也很相似，因此，健康管理师能运用全面多样的手段创造有利于健康的社会或社区环境及氛围。

能够有利于健康社会或社区环境及氛围的手段主要包括健康促进的社会动员策略、群体行为干预的理论与方法、大众传播和人际沟通的技巧与方法。健康传播就是健康教育、健康管理重要的干预措施之一。要成功地达到预防疾病、促进健康的目标，必须依赖于个体和社会的有效参与，因此需要广泛深入地开展健康传播活动。

第二节　健康传播

一、健康传播概述

（一）传播的基本概念

传播通常指人与人之间通过一定的符号进行信息交流与分享，是人类普遍存在的一种社会行为。《新闻学字典》中对传播的定义为："传播是一种社会传递信息的行为，是个人之间、集体之间以及集体与个人之间交换、传递新闻、事实、意见的信息过程。"健康传播其实是传播学的一个分支和部分，它指以"人人健康"为出发点，运用各种的传播媒介渠道和方法，以为维护和促进人类健康为目的而制作、传递、分散、交流、分享健康信息的过程。健康传播是一般传播行为在医学领域的具体深化，并有其独自的特点和规律。健康传播是健康教育与健康促进的重要手段和策略。

（二）传播的分类

人类的传播活动十分复杂，但可以按规模将其简单分为五种类型。在健康教育干预活动中，人际传播和大众传播应用最多。

1. 自我传播

自我传播又称为人的内向传播、人内传播，指个人在接受外界信息后，在头脑内进行信息加工处理的心理过程，如独立思考、自言自语等。自我传播是人最基本的传播活动，是一切社会传播活动的前提和生物学基础。一般来讲，自我传播属于心理学的研究范畴。

2. 群体传播

群体是将人与社会相连接的桥梁和纽带，群体传播指组织以外的一般群体，即非组织群体的传播活动。同伴教育就是典型的群体传播活动。

3. 人际传播

人际传播又称亲身传播，是指人与人之间直接的信息交流。人际传播是最典型的社会传播活动，是人际关系得以建立的基础，也是人与人社会关系的直接体现。

4. 组织传播

组织是人类社会协作的群体形态之一，是一个结构顺序严密，有明确目标、制度，严格分工和统一指挥的管理体系的社会结合体。组织传播以组织为主体，现代社会中，组织传播已发展为一个独立的研究领域，即公共关系。

5. 大众传播

大众传播指职业性传播机构通过报刊、电视、广播、书籍、电影等大众传播媒介向范围广泛、为数众多的社会大众传播信息的过程。

（三）传播模式

传播模式是为了研究了解传播现象，采用简化而具体的图解模式来对复杂的传播现象、传播结构和传播过程进行描述、解释和分析，以求解释传播结构内各因素之间的相互关系。最经典的就是拉斯韦尔五因素传播模式："一个描述传播行为的简便方法就是回答下列五个问题：①谁；②说了什么；③通过什么渠道；④对谁；⑤取得什么效果。"

（1）传播者。即信息传播的主动发出者和媒介控制者。

（2）信息与讯息。信息是情报、消息、数据、信号等有关周围环境的事实或知识；而讯息是由一组关联的信息符号所构成的一组具体的信息，是信息内容的实体。

（3）媒介渠道。这是讯息的载体，传递信息符号的中介。一般特指非自然的电子类、印刷类及通俗类传播媒介。人际传播是借助自然媒介传播信息的渠道来进行传播活动的。

（4）受传者。受传者是指在传播过程中"受"的一端的个体或团体的谈话者、听众、观众的总称。受传者一般被视为信息传播中的被动者，但其拥有接受或不接受和怎样接受传播的主动选择权。个人或个别团体的受传者称为受者、受方，若多数则成为受众。

（5）效果。指受传者接收信息后，在情感、思想、态度、行为等方面发生的反应。

（四）传播关系的含义

人们通过信息交流和分享而在传播活动中建立起来的相互关系成为传播关系，而建立传播关系必须依靠共同经验域、契约关系和反馈三个基本条件。

1. 共同经验域

又称共同经验范围，指在人际传播过程中双方对信息能够共同理解和沟通，产生共识的经验范围；另外在大众传播中还要再加上传、受双方对传播媒介使用及理解的共识范围。找到"共同语言"常常是传播关系的良好开端。

2. 契约关系

契约关系指在传播活动中传播双方相互依存的一种心理默契关系，传播双方以此来约束各自的传播行为。传播关系是传播活动中必不可少的因素，传播中缺少这样的契约关系就会导致传播不通。

3. 反馈

在传播学中，反馈特指传播者获知受传者接收信息后的心理行为反应。及时的信息反馈是使传播活动生动活泼地进行下去的重要条件。反馈越及时越充分越真实，越有利于传播双方的信息沟通。信息反馈分两种情况：一种是在面对面直接传播中获得受传者的主动反映情况；另一种是在间接传播中，传播者需要运用反馈机制去收集受传者的反应或听取受众的意见。

二、人际传播

（一）人际传播的概念

人际传播也称人际交流，是人与人之间直接进行信息沟通的一类交流活动。这一类交流主要通过语言完成。人际传播可以分成个体之间、个体与群体之间、群体与群体之间三种形式。

（二）人际传播的五个特点

（1）直接的人际传播简易易行，不需要任何非自然的媒介。

（2）在同一次人际传播活动中交流的双方可以互为传播者和受传者。

（3）由于人际传播中的反馈及时，所以双方的交流比较充分。

（4）相对于大众传播而言，人际传播的信息量比较少，覆盖范围比较小，传播速度也比较慢。在一定的时限内，人际传播的信息覆盖率远不及大众传播。

（5）在人际传播活动中，特别是在多级的人际传播活动中，信息容易走样。

（三）人际传播在健康教育中的应用

在健康教育的实践活动中，传播的作用十分重要，其中会采用多种人际传播形式。基本的人际传播形式有如下几种：

1. 个别劝导与干预

健康教育人员针对某一个干预对象的特殊行为和具体情况向其传授健康知识，教授保健技能，帮助建立健康档案，说服其改变态度和行为。这是行为干预的主要手段，也是健康教育工作采用最多的人际传播形式。

2. 咨询

健康咨询的目标与任务就是向求助者提供所需的科学信息和专业技术帮助。这是近年来随着人们对健康关注程度增加而兴起的一项寻求有关健康方面信息和专业知识的服务项目。面对面的咨询活动是一种典型的人际交流。

3. 讲座

讲座是传播者根据受众的某种需要，针对某一专题有组织、有准备地面对目标人群进行的健康教育活动，使较多的目标人群同时接受影响。

4. 培训

培训师运用教育手段针对干预对象的需求进行保健技能的培训，培训时培训师和受训者面对面进行，交流充分，反馈及时。这种方式在教育活动中是不可缺少的，也是促进受训对象建立健康行为的重要环节。

三、大众传播

（一）大众传播的含义

大众传播是指职业性信息传播机构和人员通过广播、电视、电影、报纸、期刊、书籍等大众媒介和特定传播技术手段，向范围广、为数众多的社会人群传递信息的过程。

（二）大众传播的特点

（1）传播者是职业性的传播机构和人员，并需要借助非自然的特定传播技术手段。

（2）大众传播的信息是公开的、公共的，面向全社会人群。

（3）大众传播信息扩散距离远，覆盖区域广泛，速度非常快。

（4）大众传播的对象虽然为数众多、分散广泛、互不联系，但从总体上来说是大体确定的。

（5）大众传播是单向的，很难呼唤传受角色，信息反馈速度缓慢而且缺乏自发性。但随着大众传播中"热线"的开通与流行，一定程度上弥补了传受双方信息反馈的不足。

大众传播的好处在于能够使健康信息在短时间内迅速传及千家万户，提高人们的卫生意识。加强对大众传播的特点和客观规律的研究，将有助于改变健康传播的质量，提高健康传播的效果。

（三）大众媒介的共同特点

大众媒介主要指广播、电视、电影、报纸、杂志、书籍等媒介。此外，健康教育中经常使用并广泛散发的卫生标语、卫生传单，以及置于闹市等公共场所的卫生宣传画廊等也属于大众传播媒介的范畴。这些媒介在传播方式、对象等方面各有自己的特点同时又具有以下共同点：

（1）间接性传播。通过机械、技术性媒介传播信息，传播者与受传者之间的关系是间接性的。

（2）覆盖面广，资源利用率与传播效率高。

（3）大众传播媒介面向整个社会，具有公开性，负有重大的舆论导向和社会责任。

（4）大众传播媒介具有时效性。

（5）传播材料的统一成批生产与重复利用，可确保信息的标准化和规范化。

（四）传播媒介的选择

恰当选择传播媒介，是取得预期传播效果的一个重要保障。传播媒介的选择原则是：保证效果原则；针对性原则；快速原则；可及性原则；经济性原则。

四、传播材料的制作与预实验

在制订健康传播计划时，首先应考虑在现有传播材料中选择可利用的材料，使用这些材料可以节约时间和资源。在现有信息或材料不充足时，需要制作新的传播材料，制作材料要遵循以下四个程序：

1. 分析需求和确定信息
2. 制订计划
3. 形成初稿
4. 传播材料预实验

预实验的含义，是指在材料最终定稿和投入使用之前，健康教育传播材料设计人员一定要在一定数量的目标人群的典型代表中进行试验性使用，从而系统收集目标人群对该信息的反应，并根据反馈意见对材料进行反复修改的过程。

预实验的目的是了解目标人群是否理解材料传播的信息内容，是否喜欢材料的表现形式和视觉舒适度，以及材料的易读性、实用性、可接受性、趣味性等，以便为修订、完善和确定健康材料提供反馈意见，从而保证材料制作的质量和传播效果。

传播材料与实验方法可通过在目标人群的典型代表中进行预调查。主要采用定性研究的快速评估方法，如重点人群专题小组讨论、中心场所阻截式调查、可读性测试、个人访谈、把关人调查、音像资料观摩法等。根据材料性质的不同，要采用不同的预实验方法。

五、材料的生产发放与使用

预实验结束后，将材料终稿交给有关负责人审阅批准，按计划安排制作生产，确认落实发放渠道，以保证将足够的材料发放到目标人群手里，同时对材料的使用人员进行培训，使他们懂得如何有效利用材料。

第三节　健康相关行为改变的理论

健康教育和健康管理都非常关注行为和生活方式。行为是一种复杂的活动，生活方式是已经形成的行为定型。行为和生活方式的改变是一个相当复杂、艰苦的过程，是一件说起来容易做起来艰难的事情。一些常用的行为理论可以帮助健康管理师充分地解释行为，找到改变行为的可能途径，有些行为干预理论也可以直接用来指导行为的干预。

一、知信行模型

"知信行"是知识、信念和行为的简称，该模型实质上是认知理论在健康教育中的应用。知信行模型认为卫生保健知识和信息是建立积极、正确的信念与态度，改变危害健康相关行为的基础，而信念和态度则是行为改变的动力。只有当人们了解了有关的健康知识，建立起积极、正确的信念与态度，才有可能主动形成有益于健康的行为，改变危害健康的行为。

要将知识转化为行为是漫长而复杂的过程，很多因素都会影响知识到行为的顺利转化。只有全面掌握知信行三过程转变的复杂过程，才能及时、有效消除或减弱不利影响，形成有利环境，进而达到改变行为的目的。

二、健康信念模式

健康信念模式理论强调感知在决策中的重要性，影响感知的因素很多，该模式是运用社会心理学方法解释健康相关行为的理论模式。该模式认为信念是人们采纳有利于健康行为的基础。人们在决定是否采纳某健康行为时，首先要对疾病威胁进行判断，然后对预防疾病的价值、采纳健康行为对改善健康状况的期望和克服行动障碍的能力做出判断，然后才会做出是否采纳健康行为的决定。

在健康信念模式中，是否采纳有利于健康的行为包括下列因素：

（一）感知疾病的威胁

这是促使人们产生行为动机的直接原因。

（1）感知疾病的易感性，是指个体对自身患某种疾病或出现某种健康问题可能性的判断，人们越是感到自己患某疾病的可能性大，越有可能采取行动避免疾病的发生。

（2）感知疾病的严重性，疾病的严重性既包括疾病对躯体健康的不良影响，还包括疾病引起的心理、社会问题。意识到疾病的影响，人们往往更有可能采纳健康行为。

（二）感知健康行为的益处和障碍

（1）感知健康行为的益处，指人体对采纳行为后能带来的益处的主观判断，包括对保护和改善健康状况的益处和其他边际效益。

（2）感知健康行为的障碍，指个体对采纳健康行为会面临的障碍的主观判断，包括行为复杂、花费时间、经济负担等。感觉到障碍多，会阻碍个体对健康行为的采纳。个体对健康行为益处的感知越强，采纳健康行为的障碍越小，采纳健康行为的可能性越大。

（三）自我效能

自我效能是后来被补充到健康信念模式中的一个因素，强调自信心对产生行为的作用。

（四）提示因素

指的是诱发健康行为发生的因素。提示因素越多，个体采纳健康行为的可能性越大。

（五）社会人口学因素

它包括个体特征以及个体所具有的疾病与健康知识。具有卫生保健知识的人更容易采纳健康行为。对不同的健康行为而言，不同年龄、性别、个性特征的人采纳行为的可能性相异。

三、自我效能理论

自我效能指个体对自己执行、完成某特定行为并达到预期结果能力的主观判断，以及个体对自己控制内、外因素而成功采纳健康行为并取得期望结果的自信心、自我控制能力。自我效能是人类行为动机的基础，是决定人们能否产生行为动机和产生行为的一个重要因素。因为只有人们相信他们的行动能够达到预期结果时才会愿意付诸行动。自我效能高的人更有可能采纳所建议的有益于健康的行为。那么如何产生和提高自我效能呢？

（1）自己成功完成过某行为：一次成功能帮助人们增加对这一行为的期望值，是表明自己执行能力的有力证据。

（2）他人间接的经验：看到别人成功完成某事并结果良好，从而增强了自己的信心。

（3）口头劝说：通过别人的劝说和成功经历的介绍，对自己执行某行为的自信增加。

（4）情感激发：焦虑、紧张、情绪低落等不良情绪会影响人们对自己的能力判断，要通过一些手段消除不良情绪，激发斗志，提高自信。

四、行为改变的阶段理论

行为改变的阶段理论的主要依据是，人的行为变化是一个过程而不是事件，而且每个改变行为的人都有不同的需要和动机，只有针对其需要提供不同的干预帮助，才能促使其向下一阶段转变，最终采纳有益于健康的行为。

行为改变的阶段理论描述和解释了吸烟者在戒烟过程中行为变化的各个阶段主要的变化过程。

行为改变的阶段理论把戒烟过程中行为转变分为五个阶段，对于成瘾行为，还有第六个阶段——终止阶段。

（1）没有打算阶段。在近6个月内没有考虑改变自己的行为，或有意坚持不变，他们不知道自己存在不利于健康的行为及其危害，对行为转变没有兴趣，觉得浪费时间，或者认为自己没能力改变自己的行为。

（2）打算阶段。在近6个月内，人们开始意识到问题的存在及其严重性，意识到改变行为可能带来的益处，知道改变需要付出代价，因此在权衡，处于犹豫的矛盾心理当中。

（3）准备阶段。在最近1个月内，郑重做出行为改变的承诺并开始有所行动。

（4）行动阶段。在近6个月内，人们已经开始采取行动，但是由于许多人的行动没有计划性，没有设定具体目标和实施步骤，没有社会和环境的支持，最终导致行动失败。

（5）维持阶段。改变行为已经达到6个月以上，人们已经取得了行为转变的成果并加以巩固，防止复发。

（6）终止阶段。某些成瘾行为可能有此阶段。在此阶段中，人们不再受诱惑，对行为改变的持续有高度的自信心。

五、群体动力理论

群体动力理论借用了力学原理来解释群体对群体中个体的影响，进而解释群体行为的特点。人们结成群体后，个体间会不断互相作用、相互适应，从而形成群体压力、群体凝聚力等，既影响和规范群体中个体的行为，也最终改变群体行为。

群体动力理论包括四个要素。

（1）群体规范。群体规范指群体形成的、需要群体成员遵守的行为准则，可以是明文规定，也可以是不成文的、约定俗成的概念框架。群体规范可以约束群体中个体的行为，有助于形成群体凝聚力。

（2）群体凝聚力。群体凝聚力指的是群体对其成员的吸引力和群体成员之间的相互吸引力。群体凝聚力与群体规范有关，但还受到其他人文因素的影响。凝聚力大的群体中，个体的集体意识强，人际关系良好，产生的群体行为强度大。

（3）群体士气。在行为科学中，把群体中个体对群体的满足感、自豪感、归属感等统称为群体士气。士气高的群体，个体对群体的满意度高，更能自觉遵守群体规范。

（4）群体压力。群体压力指的是群体中形成的一种氛围，使个体不得不按照群体规范行事，与群体中绝大多数人保持一致。

第十一章　健康管理与健康体检

在生活水平越来越高时，人们也越来越关注自己的健康问题。健康管理遵循传统中医理论中"治未病"的思想，在实施过程中包括三个基本内容，即了解健康，评估健康并预测健康风险，计划、干预并管理健康。健康体检与了解健康和评估预测健康风险息息相关，是其中非常重要的一环。本章详细介绍健康体检。

第一节　健康体检概述

健康体检是了解健康管理客户的最好方式。健康体检能使健康机构在短时间内尽量全面详尽地获得客户的健康信息，这一步是健康管理的基石，没有健康体检的信息就无法为客户进行健康评估等一系列事情。

健康体检时期是受检者对自身健康最为关注的时期，在体检时期受检者会关注自己与同伴健康状况的比较，这个短时间内对健康的高度关注使得这段时间成为健康宣传教育的最佳时间，受检者会对健康管理后续过程的执行有更高的依从性。健康体检如同催化剂，使受检者更加容易接受健康管理后期的健康干预。

2015 年公布的《中国居民营养与慢性病状况报告》显示，2012 年全国居民慢性病死亡人数占总死亡人数的 86.6%；心脑血管病、癌症和慢性呼吸系统疾病为主要死因，占总死亡人数的 79.4%。2012 年全国 18 岁以上成人高血压患病率为 25.2%，糖尿病患病率为 9.7%。这些数据有力地说明了慢性病已然成为国人健康的一大威胁；而慢性病有着病理周期长且生病初期难发现的特点，健康体检则能够有效地在慢性病初期就发现病情，接着及时采取措施管理慢性病，将其治愈或者控制在安全的范围之内。慢性病是健康的杀手，而健康体检是慢性病的杀手。

一、中国健康体检的现状

（1）健康体检是对国民进行健康管理的基石，国家对健康体检制定了很多相关政策，如健康体检管理暂行政策、健康体检管理办法、健康体检项目目录、国家新医改方案等。还有许多根据不同职业制定的体检政策，如高考体检政策、员工入职体检政策、公务员入职体检政策等。

（2）中国体检行业近10年的发展历程，已经塑造了国民的体检意识。体检在多数人眼中看来已不是无用之举了。

（3）中国的商业私人体检机构越来越多，许多商人瞄准这个市场，致力于为受检者创造更好的健康体检服务体验。

（4）目前的健康体检主要分为三类：第一是预防保健体检，这是健康体检中最主要的一类；第二是社会性体检，这类体检有相关的政策要求，对从事相关专业的人员在上岗前、上岗期间和离职前进行身体检查；第三是鉴定性体检，这类体检是指人们因为工伤、职业病或者交通事故等进行医学鉴定。

（5）由于人们对健康越来越重视，进入健康体检这一行业的商业人士越来越多，导致了过度体检等现象发生。商业体检机构能提供更好的服务却未必能做到规范的健康体检，很多人士对我国的健康体检领域已经提出了不同的看法，认为我国一直没有建立初级的保健制度，也没有相关的社会文化，致使健康体检出现许多问题。

二、健康体检的发展变化

（一）健康体检的目的发生变化

在过去，体检主要是为了了解受检者的身体状况，明确是否适宜做某项工作或者活动，例如入伍、招工、调动、升学（中招、高招、攻读学位）、入托等。如今不同形式的体检机构应运而生，健康管理的观念逐步引入，受检者体检的目的不再是了解身体是否存在疾病，更在于要了解自己存在何种健康风险，为接下来的健康管理打下基础。

（二）健康体检的场所发生变化

除了少数卫生行政部门开办的体检机构外，传统的体检是由医院的门诊完成的。体检执行的科室往往分布于门诊的不同科室，受检者手持体检单，夹杂在就诊患者之间，穿梭于相关的诊疗科室中获取健康信息。而现代的健康体检场所越来越丰富，不仅限于医院的门诊部门，致力于为受检者提供更加便捷的服务。

（三）健康体检的内容发生变化

随着体检目的的变化，体检的项目内容也发生着巨大的变化。过去只是一些常规的体检项目，常规体检项目包括三个部分：一般常规检查包括：身高、体重、脂肪率等；内科检查包括测量血压、心率、心律，心杂音、神经系统的检查，腹部按压诊断、听肠鸣音等；外科检查包括检查皮肤、淋巴结、四肢关节、乳腺、甲状腺、脊柱、腹股沟等。如今的健康体检，在常规体检项目的基础上，增加了调查问卷、亚健康测试、体适能测试、肿瘤筛查等项目。值得注意的是，有些体检机构已经开始增加心理健康体检这一项目。在竞争激烈的社会生活中，心理问题的发病率不亚于身体上的疾病，例如广东省人民医院健康管理中心就已经正式开展了心理体检，提供不同的量表来测试体检者的近期心理状态，为受检者提供更加全面的健康体检。

（四）体检机构由单纯经营型向学科建设型转变

我国的健康体检机构经过 10 年的迅速发展，普遍存在健康体检和健康管理的理论滞后的问题，不能为健康管理提供有效的理论支撑，必须加强健康管理理论方面的研究，于是体检机构开始研究健康管理理论，向学科建设型转变。许多体检机构拥有庞大的受检人群，这为不同地区、不同民族、不同岗位、不同年龄人群的健康状况提供了大量的数据，但由于缺乏规范，数据采集的工作标准不统一，难以进行各种汇总统计工作，于是体检机构开始向成熟的临床科室学习，把体检机构的工作流程科学化、规范化。快速发展的体检市场，不仅为体检机构开展科研工作提供了物质基础，更吸引了大批来自不同专业的有志于健康管理的人才，学术研究和人才培养工作迅速展开。

第二节 健康体检计划的制订

一、调查受检者健康情况

对受检者的身体健康情况进行大致了解的目的是了解受检者的生活方式、过去的体检情况等，这能够为体检项目的设计做好准备，有深入访谈和问卷调查两种方式。

（一）深入访谈

适用于个人体检，进行面对面交流。针对受检者的健康状况、生活习惯、既往体检结果、风险因素、所患疾病或者某种疾病的遗传情况，可以做详细、深入的探访。在访谈过程中可以用启发式询问，帮助受检者了解自身存在的健康风险及其危害，这样不仅可以为体检项目的设计做好准备，同时也能为健康评估、开展健康干预打下基础。

（二）问卷调查

适用于群体受检者。用问卷调查的方式，根据受检群体的共同特点、生活习惯、既往体检中普遍存在的问题，了解该群体普遍存在的健康风险。填写问卷的方式包括手写、iPad 填写及手机 App 填写等，要为受检者提供便捷的填写问卷的方式，力求获得最准确的数据，找出群体普遍的健康风险。

二、健康体检项目的设计

健康体检项目对受检者进行针对性设计，既能够减少不必要的项目排查，又能够全面准确把握受检者的健康风险，提高健康体检的效率和准确性。体检项目的设计在健康体检中具有重要意义。

（一）健康体检项目设计的原则

科学性与有效性；先进性与成熟性；成本效益最优化；可行性与适宜性；便于普及和评价。

（二）健康体检项目设计的指导思想

项目必须符合当前防控慢性非传染病的需要。2015 年公布的《中国居民营养与慢性病状况报告》中提到，2012 年全国居民慢性病死亡人数占总死亡人数的 86.6%，心脑血管病、癌症和慢性呼吸系统疾病为主要死因，占总死亡人数的 79.4%。2012 年全国 18 岁以上成人高血压患病率为 25.2%，糖尿病患病率为 9.7%。这些数据有力地说明了慢性非传染病已然成为国人健康的一大威胁。所以在设计健康体检项目时必须涵盖多发慢性病相关的诊断评价指标。

（三）常规体检项目

包括一般检查、物理检查、实验室检查、仪器检查。一般检查包括身高、体重、腰围、血压测量；物理检查包括内科、外科、眼科、耳鼻咽喉科、口腔科、妇产科检查；实验室检查包括血、尿、便三大常规测量和生化（肝功、肾功、血糖、血脂、尿酸）项目检查、肿瘤筛查、免疫功能检查；仪器检查包括腹部超声、心电图、胸部 X 射线检查等。

（四）特殊检查项目

根据在调查中获得的受检者健康状况和存在的风险因素，有选择地开展特殊项目的检查。如动脉硬化无创检测，包括颈动脉及下肢血管超声检查、脉搏波传导速度检测、CT 心脏冠脉检查、眼底动脉检查；心功能检查，包括超声心动图检查、平板运动实验、同位素心肌显像；动态血压和动态心电图检查；肺功能检查；骨密度检查。

（五）新型检查项目

健康的定义包括身体健康、心理健康及良好的社会适应能力。部分体检机构已经有了心理健康体检项目，社会适应能力的体检项目也开始出现。

三、体检前注意事项

实际体检工作中，经常需要向受检者发送检前注意事项，用于提醒受检者做好准备，便于体检实施、缩短体检时间，使体检采集的信息更加真实可靠。

（1）检查前 3 至 5 日饮食应该清淡，检查当日清晨空腹、禁食，可以服用治疗高血压和冠心病的药物。

（2）测量血压、体重和采血及腹部 B 超检查需要空腹进行，做膀胱、前列腺、子宫等 B 超时，需憋尿，如无尿，需饮水至膀胱充盈。

（3）做 X 线检查时，宜穿棉布内衣，勿穿带有金属纽扣和饰件的衣服、文胸。体检时需摘去项链，身上不能携带手机、钢笔、钥匙等金属物品。哺乳、怀孕以及准备怀孕的女性，不宜做 X 线检查。

（4）女士行经期不宜做妇科检查，不宜做尿检及粪便检查；妊娠、未婚女士不宜做妇科检查。

第三节　健康体检报告

一、个人健康体检报告的编制

体检报告是体检机构交给受检者的体检结果，分纸质的体检报告和电子版体检报告两种，前者便于受检者就医，后者便于受检者信息的保存、异地调阅及动态对比等。体检报告由调查问卷结果、体检所获取的生理信息、本次体检的异常发现、体检建议等组成。编制体检报告应注意以下几方面内容：

（1）将调查问卷中偏离健康生活的内容，按不同的维度分类小结，使受检者对自己的结果有清晰的认识和深刻的印象。

（2）将体检中的生理信息分类显示，便于受检者阅读。各个栏目名称要规范，条目要全面，检验检查和部分定量的检查数据要显示正常参考值。

（3）阳性发现和异常发现，是指体检中所采集到的生理信息偏离正常值或者参考范围。生理信息的阳性发现包括三种情况，第一，是检验、检查数据达到了疾病的诊断标准，诊断明确的疾病，如高血压、糖尿病。第二，是检验、检查结果处于正常与疾病之间，或不能成为独立的诊断标准。第三，虽然结果在正常范围之内但是却不是最佳状态，例如，乙肝五项检查结果全部为阴性，虽然表示受检者没有感染乙肝病毒，但也说明受检者对乙肝病毒没有免疫力，最佳状态是"表面抗原抗体阳性"。

（4）体检建议是针对阳性发现（指某一维度偏离正常范围，如疼痛、睡眠障碍、焦虑、抑郁、烟酒嗜好、体力活动不足等）给受检者提出建议，包括生活方式的调整、部分生理指标的复查检测、专科的深入检查与会诊、直接接受专科治疗等。体检建议的表达应该通俗易懂，便于受检者理解、掌握、实施。体检建议之后，应该附有体检中心的咨询电话，以便受检者咨询并提供相应协助。

健康体检报告模板见表 11-1。

表 11-1 健康体检报告模板

姓名		年龄	岁	性别		村组	
确诊慢病					体检日期		年 月 日
体检结果	1. 血压： / mmHg，正常□ 高□ 低□ 2. 血常规：正常□ 　　白细胞（ 10E9/L）高□ 低□ 　　红细胞（ 10E12/L）高□ 低□ 　　血红蛋白（ g/L）高□ 低□ 　　血小板（ 10E9/L）高□ 低□ 3. 尿常规：正常□ 　　葡萄糖（ mmol/L）高□ 低□ 　　蛋白质（ mmol/L）高□ 低□ 　　隐血（ mmol/L）高□ 低□ 　　胆红素（ mmol/L）高□ 低□ 　　酮体（ mmol/L）高□ 低□ 　　白细胞（ mmol/L）高□ 低□ 4. 肝功：正常□ 　　谷丙转氨酶（ U/L）高□/低□ 　　总胆红素（ umol/L）高□/低□ 　　白蛋白（ mmol/L）高□/低□ 　　直接胆红素（ umol/L）高□/低□ 　　间接胆红素（ umol/L）高□/低□ 5. 血糖：正常□ 　　血糖（ mmol/L）高□ 低□ 6. 肾功：正常□ 　　肌酐（ mmol/L）高□ 低□ 尿素（ mmol/L）高□ 低□ 7. 血脂：正常□ 　　总胆固醇（ mmol/L）高□/低□ 　　甘油三酯（ mmol/L）高□/低□ 8. 心电图：正常□ 　　窦性心动过缓□（次/分） 　　窦性心动过速□（次/分） 　　窦性心律不齐□ST-T 改变□ 　　左室高电压□ 　　电轴（左偏□，右偏□）

体检结果	心房颤动□ 室性早搏□ 房性早搏□ 左束支传导阻滞□ 右束支传导阻滞□ Ⅰ度房室传导阻滞□ Ⅱ度房室传导阻滞□ 短 P-R 综合征□ 9. B 超：正常□ 脂肪肝□（左□　右□） 肾结石（　　mm×　　mm）（左□　右□） 肾囊肿（　　mm×　　mm） 前列腺钙化□ 子宫肌瘤□ 左右附件囊肿□ 盆腔积液□ 体检印象：（1）高血压□，血压偏高□ 　　　　　（2）肝功能损害□，高胆红素血症□ 　　　　　（3）血糖偏高□，糖尿病□，低血糖□ 　　　　　（4）高脂血症□，血脂偏高□ 　　　　　（5）高尿酸血症□，血尿酸偏高□ 　　　　　（6）窦性心动过缓□，窦性心动过速□ 　　　　　（7）脂肪肝□，左肾结石□，右肾结石□，双肾结石□，肾囊肿□，前列腺钙化□，子宫肌瘤□ 　　　　　（8）所检查的项目未见明显异常□
医院建议	（1）低盐低脂饮食，应用药物行降压治疗，定期监测血压，将血压控制在 140/90mmHg 以下□ （2）复查肝功能□ （3）复查空腹血糖□；餐后 2 小时血糖□ （4）糖尿病饮食：定时限量进食□，定期或定时监测血糖□，空腹血糖控制在 3.5～6.0mmol/L□，餐后 2 小时血糖控制在 8～10mmol/L 以下□，严格控制葡萄糖含量高的食品和水果摄入□，如糖类、雪梨、葡萄、甘蔗等□ （5）严格戒酒□，适当控制高脂肪饮食□，如动物内脏、肥肉、海鲜、蛋黄、油炸类食品，定期复查血脂□ （6）应用药物降血脂治疗□ （7）适当控制肉食、鱼虾、各种豆类蔬菜等食品□；多食粗粮、蔬菜、水果，适当增加饮水量并定期复查血尿酸。严重高尿酸血症需用药物治疗□ （8）不除外化脓性感染、心梗、恶性肿瘤、风湿病等病变□，如有不适，请及时就诊□ （9）定期复查心电图□ （10）每 3~6 个月复查一次肝功能、肝 B 超□，了解脂肪肝病变情况

续表

医院建议	（11）到妇科门诊就诊□ （12）定期复查了解情况或行心脏彩超进一步检查□ （13）建议住院进一步检查及治疗□ （14）建议到上级医院做进一步检查或治疗 　　　　　　　　　　医院盖章 　　　　　　　　　填表日期：　　　年　　　月　　　日

二、个人健康体检报告的解读

体检报告的解读是通过健康管理师的分析、讲解，使受检者了解自己健康方面存在的问题、原因、危害、防治措施，为健康评估、健康教育、健康干预等后续服务的实施奠定基础。

（一）综合分析

将之前深入访谈和调查问卷所获得的信息与体检所采集的生理信息相结合；将相关联的生理数据归类，如将血脂高、血糖高、尿酸高、血压高、肥胖、脂肪肝等代谢问题归为一类，再了解问卷中有关遗传史，结合体检报告结果和调查问卷提出指导建议。例如可以将上述代谢异常指标与受检者高脂饮食、饮酒嗜好、睡眠不足、体力活动不足和高血压遗传史等相联系，协助受检者认识到高血压的可控和不可控因素。

为受检者解读报告时，应该与生活实例相结合，力求通俗易懂，如把高脂血症、高尿酸症比喻成自来水水质硬度高、酸度高、污染重，把动脉硬化和粥样硬化比喻成自来水管道锈蚀和水垢团块，这样解读可以使受检者很快理解且便于记忆。

（二）健康评估

通过所收集的大量的个人健康信息，分析生活方式、环境、遗传和医疗卫生服务等因素与健康状态之间的量化关系，预测个人在一定时间内发生某种特定疾病（生理疾病或者心理疾病）或因为某种特定疾病导致死亡的可能性，即对个人的健康状况及未来患病或死亡危险性进行量化评估。

（三）干预计划

通过对所有获得信息的深入分析，了解受检者的健康风险，了解产生风险的原因，制订完善的干预计划。

三、团体健康体检报告的编制

与个人的健康体检报告相比，团体的体检报告包括体检计划的实施情况、群体主要健康问题、健康问题与职业特征的关系、健康教育与健康干预的重点内容等。

（一）体检计划的实施情况

包括体检情况的设置，应到人数、实到人数、各个部门到位率、总到位率，为单位开展下一年度体检工作奠定基础。

（二）主要健康问题

团体体检中发生频率高的健康问题为主要健康问题。要找出主要健康问题并与团体生活习惯结合进行分析，找出健康问题的形成因素。

（三）主要健康问题的发生人员

将每种主要健康问题的发生人员分别列入表中，便于卫生部门、体验机构随访、管理，为健康管理提供信息保障。

四、团体健康问题的解读

团体体检报告的解读常常采取健康讲座与个人咨询相结合的形式，使每个成员了解本单位的健康状况以及自己的健康状况在团队中的相对位置。

（一）明确单位的健康状况

在阐述该单位的主要健康问题时，还要注意将综合体检结果与同行业其他单位相比，与往年体检结果相比，提高全体员工的健康意识。

（二）分析健康问题与职业间的相关性

将单位的主要健康问题与职业特征相结合，找出其中的联系。例如公交司机的泌尿系统感染率高，这与饮水少、憋尿有关。这类分析为后续制订健康管理方案及优化工作流程提供了依据。

（三）分析健康问题产生的共性因素

将单位的主要健康问题与团队的生活相结合，找出生活中的致病因素，例如食堂的菜过油、过咸，导致公司里的人很多都有高血脂、高血压。通过这些方式，从根源上排除致病因素，制订更完善全面的健康管理方案。

第四节　健康体检的后续服务

健康体检为早期发现疾病和健康危险因素，为全面分析、评估健康状况和疾病风险，为实施健康干预和健康促进提供了重要的科学依据。健康体检的后续服务是至关重要的。健康体检的后续服务主要有健康教育、健康咨询等方面。

一、健康教育

（1）健康体检时期是健康教育的最佳时期，所以这段时间内进行健康教育能收到比平时更好的效果。

（2）健康教育的内容包括三个层面：第一，为改变不良生活方式和不良行为因素所进行的健康教育，相当于一级预防的工作内容；第二，针对高血压、高血糖、高血脂、超重、肥胖等中间风险因素，开展健康教育，相当于二级预防的工作内容；第三，针对已有慢性病的疾病管理，是为了防止病情加重、出现并发症，为了提高对治疗的依从性，提高治疗效果，减少用药种类和剂量所开展的健康教育，相当于三级预防的部分工作内容。

（3）健康教育的方式。对于单个受检者或者人数较少的团体受检者，最好采用一对一的健康教育方式，同时可以邀请其家属、同事参与，这样更有针对性并能起到良好的效果；对于人数较多的团体受检者，可以采用宣讲的方式进行健康教育，并鼓励团体人员互相监督、互相鼓励。健康教育的语言风格要贴合实际，易于传播，健康教育的内容要多借助图像符号、视频等载体，让更多人在更短的时间内了解健康教育的内容，使人印象深刻。

二、健康咨询

健康咨询是健康教育者或医务工作人员运用预防、医学、保健的相关知识，对来访者提出的健康问题提供帮助的过程。健康咨询的方式包括面对面咨询、电话咨询、短信咨询和网络咨询等。实施健康咨询时应该注意把握以下几点：

（1）认真听取受检者提出的所有问题，充分了解来访者的健康状况。

（2）把握咨询的主要内容，协助来访者制订个人健康管理计划。

（3）在解答过程中，用通俗易懂的语言简明扼要地表达，耐心细致地讲解，完整准确地传递知识。

三、疾病自我管理指导

疾病自我管理指导主要是针对在健康体检后已经确定患有疾病且不需要入院治疗的人群的后续服务。健康管理师在服务过程中注意以下几点：

（1）指导形式可以多种多样，如网络交流，面对面及电话交流等，同时指导内容的媒介可以是多样的，让受检者感到便捷实用。

（2）指导的内容应该包括患者所患疾病的发生、发展、诊断、治疗、并发症和预后等全方位的知识，同时也包括让患者进行正确的自我保健、积极的配合治疗。

（3）注意保持与患者间不间断的信息交流与反馈，这是确保指导效果非常重要的环节。要主动定期地获取患者在疾病自我管理方面的信息，及时调整指导内容，使患者得到更好的自我管理。

四、就医服务

就医服务主要针对在体检中被发现患病且需要立即进行治疗的受检者。健康管理师需要根据自己的专业知识，及时识别患者的就医需求，并且指导患者在哪家医院、什么专科实现有效的诊疗。

五、健康体检中的风险

健康体检和其他临床医疗工作者一样，具有一定的风险性，因此，有效控制风险因素，规避健康体检中的各种风险，对于确保健康体检的质量和效果，都有非常重要的意义。

（一）医疗风险

如果不细致了解受检者的健康状况与体检需求，就有可能为受检者选择了不能做或者不适宜做的检查，导致受检者受损或出现医疗风险。例如，少年儿童、孕妇、准备妊娠的女性不宜做胸部 X 线检查；行经期的女性不适合接受尿便常规检查等。

有些受检者在体检中潜在的疾病或问题会表现出来，例如空腹体检容易出现低血糖反应，采血引起晕针等。

（二）行政管理风险

行政管理风险包括环境风险、流程风险、告知风险、服务风险和意外风险。环境风险包括地面湿滑致使人摔倒，无危险标志致使人误入有健康风险的室内等；流程风险包括体检执行顺序错误，导致漏检、错检和体检信息传递错误等；告知风险指未告知或者告知的信息错误；服务风险指服务中某个环节引发受检者不满投诉；意外风险指体检期间意外发生的事故。

（三）疾病风险

在体检中可能会出现疾病风险，如参加体检的亚健康人群可能在体检期间由于种种原因突发急症，这类问题不常见却值得重视。

1. 健康体检风险规避原则

要有风险意识，要有风险应对措施，要有风险管理办法。

2. 健康体检风险规避注意事项

掌握受检者情况，制订紧急预案；与受检者充分沟通，确保告知到位。

3. 处理投诉

由于受检者的社会背景、年龄、性格不同，在接受健康体检时，难免会有各种各样不满的投诉。在处理投诉的过程中应该注意以下几点：

（1）设立投诉渠道。在体检机构内设立投诉受理办公室、投诉电话和投诉信箱等。

（2）明确投诉内容。应详细记录投诉内容，特别是事项、地点、时间和涉及的当事人。

（3）组织相关调查。

（4）向投诉人反馈处理结果。

（5）聘任法律顾问。这可以避免因为投诉问题的处理不当给体检机构留下法律层面上的隐患。

第十二章 健康管理与健康保险

第一节 健康保险概述

一、健康保险的概念和分类

（一）健康保险的概念

健康保险（Health Insurance）是以被保险人的身体为保险标的，使被保险人在疾病或意外事故所致伤害时发生的费用或损失获得补偿的一种保险。主要有以下两层含义：承保的保险事故是疾病和意外伤害事故两种；承保的危险是因疾病（包括生育）导致的医疗费用的开支的损失和因疾病和意外伤害致残导致的正常收入的损失。

（二）健康保险的特点

（1）保险管理方有确定补偿费用损失的权力，但缺乏服务成本、补偿费用标准和相关技术信息。

（2）服务需求方有现实补偿愿望和消费权，但缺少在市场上购买合理服务的选择权和费用意识。

（3）医疗机构是服务提供方，既决定服务费用，又决定提供服务质量，是医疗保险管理中风险控制的关键方，但缺少积极参与管理的利益机制。

（三）健康保险的分类

1. 按照保险责任划分

健康保险分为疾病保险、医疗保险、收入保障保险等。构成健康保险所指的疾病必须有以下三个条件：

第一，必须是明显非外来原因所造成的。

第二，必须是非先天性的原因所造成的。

第三，必须是非长存的原因所造成的。

（1）医疗（费用）保险：是保障医疗费用的损失，包括普通医疗保险和住院、手术医疗保险及高额医疗费用保险等。

（2）疾病保险：以疾病为给付条件，包括重大疾病保险、特种疾病保险等。

（3）收入保障保险：又称残疾收入保险、丧失工作能力补偿保险，工资收入或减少收入的补偿保险。

2. 按照给付方式划分

（1）给付型：保险公司在被保险人患保险合同约定的疾病或发生合同约定的情况时，按照合同规定向被保险人给付保险金。保险金的数目是确定的，一旦确诊，保险公司按合同所约定的保险金额一次性给付保险金。各保险公司的重大疾病保险等就属于给付型。

（2）报销型：保险公司依照被保险人实际支出的各项医疗费用按保险合同约定的比例报销。如住院医疗保险、意外伤害医疗保险等就属于报销型。

（3）津贴型：保险公司依照被保险人实际住院天数及手术项目赔付保险金。保险金一般按天计算，保险金的总数依住院天数及手术项目的不同而不同。如住院医疗补贴保险、住院安心保险等就属于津贴型。

3. 按照投保方式划分

分为个人健康保险和团体健康保险。团体健康保险相比个人健康保险的优势是：保险费率低，核保标准宽松，给付条件优厚。

4. 按照续保条件划分

分为不可撤销健康保险、保证续约健康保险、有条件续约健康保险、保险公司选择续约健康保险、无续保条款健康保险、可撤销健康保险。

5. 按照核保标准划分

（1）简单健康保险：核保标准低，保费较低、保险期限较短、保险金额较小。

（2）高龄健康保险：身体健康，60岁以上。

（3）次健体健康保险：提供保费，重新定承保范围。

（4）特殊疾病健康保险：特定费率。

6. 按照组织性质分类

（1）商业健康保险：双方自愿的方式。

（2）管理式医疗保险：美国健康保险主要采用的形式。

（3）社会健康保险：采用国家立法强制实施。

（4）自保计划保险：雇主为雇员提供。

二、健康保障体系

（一）健康保障体系的构成

健康保障体系一般由社会医疗保险、商业健康保险和个人负担组成。每个国家的健康保障体系不同，英国采用国家（政府）医疗保险模式，德国采用社会医疗保险模式，美国采用商业健康保险模式。

（二）我国的健康保障体系

我国的健康保障体系由社会医疗保险、商业健康保险组成。我国的社会医疗保险包括基本医疗保险、新型农村合作医疗、职工大病互助保险、学生大病保险。商业健康保险由疾病保险、医疗费用保险、失能收入保险、护理保险等组成。

（三）社会医疗保险

1. 社会医疗保险的特点

（1）普遍性：疾病风险是每个人都不可避免的，因此社会医疗保险的覆盖对象应是全体公民。

（2）复杂性：疾病的种类繁多，每种疾病又因个体差异而表现各异，因此，防范疾病风险比其他风险更难。社会医疗保险涉及保险服务供方、患者和医疗机构等多方之间的复杂的权利、义务关系，它不仅与国家的经济发展有关，还涉及医疗保健服务的需求和供给。因此，社会医疗保险是一种最为复杂的社会保险。

（3）费用难以控制性：疾病风险每个人都会遭遇，但疾病风险的次数和每次医疗费用是不同的，费用难以控制。

（4）短期性与经常性：疾病的发生都是随机的、突发性的，因而社会医疗保险提供的补偿是短期性的、经常性的。

2. 社会医疗保险的基本原则

（1）强制性原则：社会医疗保险是国家立法，强制实施。在国家法律规定范围内应该投保的单位和个人必须参加保险，并按规定缴纳医疗保险费，不允许自愿。

（2）普遍性原则：保险对象为全体劳动者和社会成员。社会医疗保险是遵循社会共同承担责任和分担风险的原则，其政策由政府制定，谋求社会多数人的利益。

（3）保障性原则：参加社会医疗保险的成员具有获得基本医疗保障的权利，同时有与权利相对应的义务。

（4）补偿性原则：参加社会医疗保险的成员遭遇疾病风险时获得合理的经济补偿。

（5）共济性原则：社会医疗保险是通过社会力量举办，大家共同筹集保险费用，由社会保险机构统一调剂、互助共济、支付保险金和提供服务。

（6）专项基金原则：社会医疗保险的基金来自专项保险费收入，基金按照"现收现付"的原则筹集，并根据"以收定支、收支平衡"的原则支付。

（四）商业健康保险

1. 商业健康保险的分类

（1）根据投保人的数量分类，可以分为个人健康险和团体健康险。

（2）根据投保时间长短分类，可以分为短期健康险和长期健康险。

（3）根据保险责任分类，可以分为疾病保险、医疗保险、失能收入损失和护理保险等。

2. 商业健康保险的特点

商业健康保险与社会医疗保险比较有以下不同的特点：

（1）服务提供的范围不同：社会医疗保险提供的主要是包括基本药物、基本治疗、基本检查和基本服务的基本医疗服务；而商业健康保险是根据投保人的需求和缴费能力提供范围广、程度高的综合性保障。

（2）实施的方式不同：社会医疗保险是政府强制实施的，规定范围内的对象都必须参加，缴费数量和保障范围是由政府确定。商业健康保险是非强制性的，保险合同完全建立在双方自愿的基础上，保险人可以选择被保险人，投保人也可以根据自身情况、费率、不同险种责任范围及保险人的服务水平自由选择保险人。

（3）保险费率计算方法不同：社会医疗保险费率是根据不同地区的医疗水平和经济承受能力来确定的；而商业健康保险是以不同的保额损失率为基础计

算的。

（4）给付方式不同：社会医疗保险给付方式一般是费用型的，对其保障范围内的对象在规定范围内的实际花费予以报销；而商业健康保险的给付可以是费用型、定额给付型，也可以是提供服务型。

（5）经营目的不同：社会医疗保险的经营目的是通过对社会成员提供广泛的、必要的、基本的医疗保障来促进社会的福利；而商业健康保险经营目的是达到利润最大化。

社会医疗保险和商业健康保险各有其特点，因此，新的医改方案提出积极发展商业健康保险，鼓励商业保险机构开发适应不同需要的健康保险产品，简化理赔手续，方便群众，满足多样化的健康需求。鼓励企业和个人通过参加商业健康保险及多种形式的补充保险解决基本医疗保障之外的需求。

三、我国健康保险简介

（一）我国社会医疗保险的历史

1883 年德国政府颁布世界上第一部《疾病保险法》至今已有 130 多年的历史。我国社会医疗保险起步较晚，1989 年国家决定在四平、丹东、黄石、株洲四市进行医疗保险制度单项改革试点，在深圳、海南进行社会保障制度综合改革试点；1992 年 8 月 1 日深圳市开始全面实施公费医疗和劳保医疗一体化的城镇职工医疗保险制度；1994 年，国务院在"两江"（江苏镇江、江西九江）进行"统筹与个人账户相结合"的医疗保险模式试点，1996 年国务院扩大试点；1998年 12 月 14 日国务院颁布国发〔1998〕44 号文件，标志着开始在全国全面推行城镇职工医疗保险制度。

（二）我国社会医疗保险的现状

国务院 1998 年 12 月 25 日颁布了《国务院关于建立城镇职工基本医疗保险制度的决定》（国发〔1998〕44 号）（以下称《决定》），要求在全国范围内建立覆盖全体城镇职工的基本医疗保险制度，标志着在我国实行了 40 多年的公费、劳保医疗保障制度将被新的社会医疗保险制度所取代，从而我国开始实施"统账结合"的城市职工医疗保险制度改革探索。

目前，我国大部分地市已经建立基本医疗保险制度，截至 2015 年年末，全国 13.74 亿人中，参加城镇居民基本医疗保险人数达 6.65 亿人，其中城镇职工医保参保人数 2.89 亿人，城镇居民医保参保人数 3.76 亿人，新农合参保人数突破 8 亿人。一些地方还实施了大额医疗费用补助办法，半数以上地区出台了公务员医疗费用补助政策，一些地区还建立了企业补充医疗保险制度，有些地区正在研究建立社会医疗救助制度，建立多层次的医疗保障体系。

尽管我国社会医疗保险取得了阶段性成果，但还存在一些问题，主要是部分城乡居民还没有参加基本医疗保险，覆盖面有待提高；各项基本医疗保险的待遇水平还不高，部分大病、重病患者医疗负担较重；城乡、区域之间医疗保障制度缺乏统筹协调；医疗保险管理服务水平和能力有待加强；现行基本医疗保险比较注重疾病治疗，而忽略预防保健和健康维护的作用等。

（三）我国社会医疗保险的发展趋势

（1）以"人人享有基本医疗"为目标原则，加大基本医疗保险的社会人群覆盖面，提高社会人群尤其是弱势群体的参保率，逐步向全民过渡。

（2）按照"以收定支，收支平衡"的原则，完善基金监管机制，保持基金平衡。

（3）以"相互补充，协调发展为原则"，促进商业医疗保险与基本医疗保险的结合。

（4）按照"小政府、服务型政府"的要求，加快医疗机构改革，打破行政垄断，鼓励医疗机构竞争。

（5）医疗保险原则由保"大病"向"保大顾小"过渡。

许多疾病不一定需要住院，但长期需要门诊治疗，累计年门诊医疗费用金额较大，坚持"保大顾小"原则是真正实现全民医疗保险的内在动力。

（6）保障范围由单纯医疗服务向医疗、预防、康复服务过渡。

随着医学模式的转变和疾病谱的改变，急性传染病不再是危害人们身体健康的祸首，慢性病已对人们的身体健康构成威胁。1997 年，世界银行对我国疾病防治研究的结论是：如果从现在起即抓紧对慢性病的预防工作，到 2010 年我国卫生总费用可以控制在 GNP（国民生产总值）的 5%~7%，否则将可能超过 GNP 的 10%。巨大的医疗卫生费用将是社会医疗保险制度改革难以维持和发展的根本原因。德国和法国法定的医疗保险，其保障是全方位的，具体保障内容有：预防（含接种）、孕妇保健、医疗、康复、疾病津贴、生育津贴、死亡津贴等。我国社会医疗保险保障的内容仅局限于医疗，而且是基本医疗，这是与我国经济发展水平相适应的。我国要达到发达国家医疗保险的保障水平，还有漫长的路程要走，但逐渐增加预防保健和康复的内容并不是完全不可能的。如个人医疗账户积累到一定金额后超额部分可以用于支付预防保健费用等。预防保健投入少产出大，加强预防保健既有利于降低发病率，真正从源头上保障参保人群的身体健康，又可降低医疗费用支出。又如将康复服务纳入医疗保险保障范围，可以大大缩短医院住院天数；康复期转到社区康复中心或家庭病床，可以降低医疗费用，同时可促进社会医疗服务双向转诊目标的实现。我国已有越来越多的城市将预防接种、健康体检、康复、老年护理和家庭病床等项目纳入了医疗保险保障范围。随着我国经济社会快速发展，医疗保险保障范围由单纯提供医疗服务向医疗、预防、康复等综合服务过渡，逐渐与国际接轨，已是势不可当。

（四）我国商业健康保险的历史

健康保险属于商业保险中人身保险的一个项目，我国的商业健康保险是从1982年开始出现的，至今已经有30多年的历史了，商业健康保险的发展可分为萌芽阶段、初步发展阶段、快速发展阶段和专业化经营阶段四个阶段。

1. 萌芽阶段（1994年以前）

1982年国内恢复保险业务后，中国人民保险公司开始经营人身险，险种主要是简易人身保险、养老年金保险和团体人身意外伤害保险。经上海市人民政府批准，中国人民保险公司上海分公司经办了"上海市合作社职工医疗保险"，并经1982年的试点后于1983年1月实施。据现有资料显示，这是我国国内恢复保险业务后第一个健康保险业务。1985年，中国人民保险公司开始在部分地区试办附加医疗保险和母婴安康保险，当年保费收入1178万元。1987年1月，中国人民保险公司上海分公司与上海市卫生局共同制定了《上海市郊区农民医疗保险》。1998年5月，根据《中华人民共和国中外合资经营企业劳动管理规定》和《上海市中外合资经营企业劳动人事管理条例》，商业保险公司开始开办合资企业职工健康保险，保险责任包括门诊和住院医疗。1990年，为了配合计划生育基本国策，中国人民保险公司上海分公司又推出了人工流产安康保险，与之前的分娩节育保险、母婴安康保险共同形成了计划生育系列保险。1991年10月，中国人民保险公司在国内率先开办中小学生和幼儿园儿童住院医疗保险，年底时有近200万名中小学生、幼儿参保。随后太平洋保险公司开办了大学生平安附加住院医疗保险，平安保险公司也于 1993 年推出了 24 个团体医疗保险产品，于 1994 年推出了 5 个个人医疗保险产品。

2. 初步发展阶段（1994—1998 年）

进入 20 世纪 90 年代后，国家开始逐步推行社会主义市场经济改革，国民经济继续保持高速增长的态势，人民生活水平不断提高，收入大幅度增加。在解决了基本的温饱问题后，社会大众开始追求生活质量，越来越关注身体的健康。

从社会医疗保障制度改革来看，公费和劳保医疗制度的弊端日益突出，医疗费用持续大幅上涨，国家和企业已不堪重负。为了控制医疗费用的不合理增长，减轻国家和企业的负担，各地开始探索并逐步试行新的医疗保障制度。1994 年，镇江市和九江市被国务院确定为职工医疗保障制度改革的试点城市，推行社会统筹和个人账户相结合的社会医疗保险模式，1996 年，试点扩大到全国近 40 个城市。传统的公费、劳保医疗制度被打破，新的社会医疗保险制度正在探索之中，这为商业健康保险的发展提供了较大的空间。

从保险业内部来看，保险市场的竞争主体增多，"人保"一统天下的格局不复存在。产寿险分业经营被提上议事日程并逐步实施，平安人寿、太平洋人寿快速发展，泰康人寿、新华人寿相继成立，外资公司友邦人寿也在部分地区开展业务并引入个人营销员制度，客户在保险公司和产品方面有了更多的选择。

随着我国保险市场竞争主体的增加，各保险公司在提高服务水平的同时，也积极吸取国外经验，积极开发新产品。1995 年，我国首次推出个人附加定期重大疾病保险，提供了包括癌症、脑中风、心肌梗死、冠状动脉绕道手术、尿毒症、瘫痪和重要器官移植在内的 7 种重大疾病保障。此后，各家寿险公司相继推出了多款重大疾病保险产品，从保险费规模来看，重大疾病保险成为商业健康保险市场的第一大险种。

3. 快速发展阶段（1998—2004 年）

1998 年 11 月 26 日，全国城镇职工医疗保险制度改革会议在北京召开。12 月 25 日，国务院颁发了《国务院关于建立城镇职工基本医疗保险制度的决定》（国发〔1998〕44 号），全面推行社会基本医疗保险制度的改革，这标志着在我国实行了 40 多年的公费、劳保医疗保障制度即将被新的社会医疗保险制度所取代。新的社会医疗保险制度的指导思想是"低水平、广覆盖"，实行社会统筹和个人账户相结合的医疗保险模式。

社会医疗保险改革为商业健康保险留下了广阔的发展空间。由于参加社会医疗保险的员工若生病住院需要自负相当高的比例，因此一些经营效益较好的单位开始考虑建立职工补充医疗保险。同时，国家在政策上鼓励企业和个人在参加基本医疗保险的基础上投保商业保险，《国务院关于建立城镇职工基本医疗保险制度的决定》中提出，"超出最高支付限额的医疗费用，可以通过商业医疗保险等途径解决。"财政部也下发了关于企业建立职工补充医疗保险的文件，企业补充医疗保险费在工资总额4%以内的部分，可从应付福利费中列支。这些都为商业健康保险的发展提供了契机。

随着健康保险需求的增加，健康保险产品也呈多样化的发展趋势。除了先前的重大疾病保险外，定额给付型医疗保险，住院费用型医疗保险，与社会基本医疗保险制度衔接的高额医疗保险及包括住院和门诊医疗的保障综合型医疗保险等产品纷纷出现。进入 2000 年后，健康保险需求急剧增加，"保证续保"、非传统门诊医疗保险产品开始出现，有的寿险公司开始推出分红型重大疾病保险，有的公司开始通过银行渠道销售健康保险产品，有的寿险公司还开始与社会医疗保险进行衔接开展补充医疗保险业务，并开拓农村健康保险市场，这一期间我国健康保险业务得以快速发展。

4. 专业化经营阶段（2004 年至今）

2002 年，中国保监会大力推广健康保险专业化经营理念。中国保监会组织行业力量，完成"中国商业医疗保险"课题研究，出版了我国第一本系统论述商业健康保险的专著，明确提出中国商业健康保险发展必须走专业化发展道路的研究结论。同年，中国保监会主办"首届商业健康保险发展论坛"，宣传专业化经营理念，扩大健康保险的行业影响，健康保险专业化经营理念被业界广泛认同，这个时期是专业化经营实质推进的时期。中国保监会积极推动健康保险行业走专业化经营道路。2003 年年底，中国保监会颁布《关于加快健康保险发展的指导意见》，以正式文件形式鼓励保险公司推进健康保险专业化经营，并主办了"第二届商业健康保险发展论坛"，研讨专业化经营的具体问题，深化对专业化经营理念的认识。

2004 年，中国保监会批准人保健康、平安健康、昆仑健康、阳光健康和正华健康五家专业健康保险公司筹建，这些新公司不以经营寿险业务和财险业务为主，而专注于健康保险业务，在市场竞争中专注探索健康保险专业化经营模式，推进中国特色的健康保险专业化经营。

2005年，人保健康、平安健康、瑞福德健康（由阳光健康更名）、昆仑健康四家专业健康保险公司顺利开业，我国健康保险专业化经营迈出实质性步伐。

2006年6月，国务院下发的《国务院关于保险业改革的若干意见》（国发〔2006〕23号）中明确提出："统筹发展城乡商业养老保险和健康保险，完善多层次社会保障体系。大力推动健康保险发展，支持相关保险机构投资医疗机构；积极探索保险机构参与新型农村合作医疗管理的有效方式，推动新型农村合作医疗的健康发展。"该文件明确指出，商业保险是社会保障体系的重要组成部分，并要求加强对专业健康保险公司等专业公司的扶持力度，促进商业健康保险的发展。

2006年8月，中国保监会颁布《健康保险管理办法》，这是健康保险第一部专门化监管规章，该办法统一财险公司、寿险公司、专业健康保险公司在健康保险业务经营上的监管标准，为多种主体的公平竞争提供制度保障；明确了健康保险在经营管理、产品管理、销售管理、负债管理方面的基本监管要求，规范健康保险市场，维护投保人的合法权益，促进健康保险可持续发展。同时，《健康保险管理办法》贯穿了推进健康保险专业化经营的基本思想，设定了经营健康保险的专业化条件，明确支持保险公司加强与医疗机构深层次合作、管控医疗服务质量、强化健康管理服务等发展方向。

（五）我国商业健康保险的现状

我国商业健康保险发展处于初级阶段。国际经验显示，一个成熟的保险市场，健康险保费收入占总保费收入的比例一般为30%。我国商业健康保险发展不足，在社会保障体系中的作用没有得到充分发挥。2003年，我国医疗卫生总费用6623亿元，占GDP的5.65%，人均卫生总费用512元。其中政府预算卫生支出占17.2%，社会卫生支出占27.3%，个人卫生支出占55.5%。同期，我国商业健康保险的总保费239亿元，其中一年期及以内的健康保险保费96.7亿元。一年期以上的健康保险主要是重大疾病保险，一年期及以内的商业健康保险主要是对医疗费用的补偿。2005年，我国商业健康保险的总保费306.7亿元，其中一年期及以内的健康保险保费123.4亿元。商业健康保险占医疗卫生费用的比例为3.6%。这些统计数据都显示出我国商业健康保险的发展还仅仅处于起步阶段，另外，商业健康保险存在整体规模小、外部经营环境还有待改善等问题，存在着与全面建设小康社会、构建社会主义和谐社会的要求不相适应，与建立完善的社会主义市场经济体制不相适应，与经济全球化、金融一体化和全面对外开放的新形势不相适应等问题。

（六）我国商业健康保险存在的问题

我国商业健康保险发展存在的问题主要有以下几点：

1. **专业化经营理念认识还不够清晰，专业化经营模式还没有成形**

健康保险的发展必须走专业化经营道路，但是一些保险公司在战略层面对专业化经营认识不够。

2. **数据基础建设相对滞后**

经营数据缺乏是困扰我国商业健康保险发展的老问题，保险公司经过10余年的积累发展，却依然没有明显改观。由此可见，问题的核心不是保险公司缺乏数据，而是保险公司缺乏数据积累和数据分析的能力。数据是风险管理的基础，是健康保险专业化经营的依托，没有强大有效的数据库，健康保险专业化难以取得实效。

3. **与医院合作模式尚未取得实质性突破**

由于我国医疗资源分布严重不均，保险公司与资源充足的大医院谈判能力有限，很难建立可以影响医院医疗行为和医药费用的深层次合作机制；保险公司主要依靠报销患者的医疗单据进行理赔，没有实现对医院的直接供款，没有形成"风险共担，利益共享"的利益联系纽带，难以介入医院的医疗服务过程，难以控制医疗费用。我国保险公司至今没有一张覆盖广、效率高、可控制的合作医院网络，在这一点上，商业健康保险已经落后于社会医疗保险，后者的社保定点医院网络已经成形。

4. **客户服务有待改进提高**

由于过去健康保险主要依赖于寿险，在产品销售、核保、健康管理、医疗服务等许多客户服务环节，还不能满足健康保险投保人的需求，还没有完全落实"以人为本"原则。此外，投保人对健康越来越关心，但是保险公司的健康管理服务刚刚起步，仅仅停留在健康咨询、健康提醒、定期体检等简单服务层面，难以开展糖尿病等慢性疾病管理一类的服务，不能满足客户不断提高的服务要求。

5. **社会医疗保险保障水平与商业健康保险发展空间失衡**

作为社会医疗保险的必要补充，商业医疗保险的发展空间在于六个方面：①

社会医疗保险中规定的个人自付比例部分和医疗费用包括门诊、住院大额医疗互助支付需个人按比例自付部分，超封顶线部分。②社会统筹医疗保险不包括《医保药品目录》外的特殊药品。③社会统筹医疗保险不保的诊疗项目，如健康体检护理费用、高科技移植手术费用等。④社会统筹医疗保险不保的医疗服务设施和非指定医疗机构，如康复治疗、陪护费、急救车费、高级床位费、私人诊所、特需病房等。人们生活水平的提高和对健康的关注，必然引发护理、看护、私人门诊、健康咨询、好的病房环境等消费需求。⑤收入补贴型和护理津贴型费用。⑥社会统筹医疗保险的未覆盖人群，包括非就业群体或职工家属，如幼儿、学生、老年人、个体业主、乡镇企业职工及农民。

（七）我国商业健康保险的发展趋势

随着宏观环境的不断改善、人民生活水平的不断提高和健康保障意识的不断增强，我国商业健康保险发展迎来了难得的发展机遇。在未来的发展过程中，我国健康保险将沿着以下方向发展。

1. 健康保险专业化经营进程将不断推进

商业健康保险对服务要求更高，专业性更强，需要投入更多的人力、物力。专业化是健康保险发展的核心，如果没有了专业化经营，商业健康保险就成了无源之水。因为医疗保险具有涉及方面广（保险人、投保人、被保险人、医疗服务提供者）、风险类型多、风险控制制度难度大等特点，专业化要求很强，专门的健康保险公司可以专注于提高服务质量，促进业务发展。在未来几年里，健康保险专业化经营进程将在不断探索中快速推进，这不仅表现在专业化经营理念的不断强化，专业经营主体的增加及相关专业法规和管理办法的出台，从业人员资格和市场准入专业标准的规范，同时表现在健康保险核心竞争力的不断增强及战略地位的不断提高。随着健康保险专业化进程的不断推进，我国健康保险的盈利能力和战略地位将逐步提高，健康保险发展的核心竞争力将日益增强。

2. 医疗服务提供者和保险机构之间将逐步建立战略利益联盟

风险控制是保险公司盈利能力的根本保证。我国商业健康保险的发展一直存在赔付率较高的问题，其原因就在于缺乏有效的医疗风险控制机制，影响了保险公司的盈利能力。一方面，一些保险公司尚未建立专门的健康保险核保核赔制度，缺乏健康保险的核保核赔资格认证体系，难以控制道德风险的发生，更难控制医疗风险。另一方面，由于目前保险公司和医院之间缺乏有效的合作关系，难以形成利益共享、风险共担的合作机制，保险公司难以介入到医疗服务选择的过程之中，无法针对医疗服务内容进行合理性认定，难以控制医疗费支出的风险。正是由于专业化程度低，风险控制能力薄弱，造成部分保险公司部分险种赔付率较高，影响了健康保险的盈利能力，也影响了部分保险公司经营健康保险的积极性。目前，保险监管部门也在积极争取卫生部门的支持，同时鼓励保险公司探索与医院有效合作的各种方式，促进保险公司和医院建立"风险共担、利益共享"的合作关系，这不仅是突破健康保险发展瓶颈的重要措施，更是完善我国商业健康保险发展机制的必要条件，对完善健康保险的风险控制体系和长远发展大有益处。

3. 健康保险外部政策环境将逐步改善

目前国家已经给予了商业健康保险一定的优惠政策，比如税收政策方面，健康保险业务经保险公司申请可以免征营业税，企业购买补充医疗保险费在工资总额 4% 以内的部分可直接列入成本，不再经同级财政核准等。这些优惠政策在很大程度上促进了健康保险业务的发展。目前我国健康保险的发展仍然需要进一步得到政策支持。从消费者的角度来说，许多消费者都在呼吁能够减免个人购买健康保险的所得税，以鼓励和吸纳更多的居民个人参加商业健康保险；从保险公司角度来说，保险业也在积极争取对长期健康保险业务或专业健康保险公司在所得税方面给予一定的优惠政策，鼓励更多的公司积极推进健康保险专业化进程；从风险控制角度来说，监管部门正在积极探求如何从政策上支持保险业与医疗服务提供者战略合作机制的建立。健康保险外部政策环境将日益改善。

4. 健康保险产品将逐步差异化、多元化，产品体系将不断完善

我国地域辽阔，人口众多，各地经济发展水平的不平衡导致了保险市场不均衡，呈现出明显的需求差异性。为了更好地发展健康保险产品体系，满足社会大众多元化的健康保障需求，目前有些保险公司已经开始根据自身的业务规模和管理水平，积极拓展健康保险新的业务领域，逐步完善健康保险产品体系。一些保险公司为满足市场需求，为市场所接受，它们在市场调研的基础上，尽可能掌握不同地区、不同收入层次、不同年龄群体对商业健康保险的需求状况，摸清市场的真实需求，在市场细分的同时，根据自身实力确定目标市场，开发符合市场需求的新型健康保险产品，同时采取一系列措施扩大健康保险的社会影响，扩大健康保险的有效需求。随着人们健康保障需求的不断丰富，差异化、多元化的健康

保险产品将不断推出，健康保险的产品体系将逐步完善。

第二节　健康管理与健康保险

一、健康保险行业中健康管理的含义

健康管理在健康保险中的含义与卫生服务行业有细微的差别。健康管理是保险管理与经营机构在为被保险人提供卫生服务保障和医疗费用补偿的过程中，利用卫生服务资源或与医疗、保健服务提供者的合作所进行的健康指导和诊疗干预管理活动。

健康管理强调事前和事中的风险控制，使健康保险从传统的事后控制向事前、事中控制发展，从而有效地控制风险发生的概率和大小。即通过一级预防（建立健康生活方式）降低疾病；通过早发现、早诊断、早治疗的二级预防措施，降低人群医疗费用；通过三级预防，减轻病症、减缓病程，提高生活质量。

二、健康保险机构实施健康管理的意义

健康保险机构通过对亚健康群体与慢性病患者开发新险种，并为其提供专业化的健康管理服务，既能充分体现健康保险在国家保障体系中的应用，又能满足居民对健康保险多样化的需求，改变目前国内保险公司注重发生事故后被动地进行费用补偿管理，转向事前、事中、事后的全程管理，主动为客户提供健康管理服务。实施健康管理的作用具体表现在以下几个方面：

（一）预知风险因素

通过入保前的健康体检和健康咨询可广泛收集客户的健康资料，同时应用健康风险评估方法对客户现有的健康状况做出科学的评估，对将来罹患重大疾病的可能性做出客观预测，及早发现影响健康的危险因素，并对健康危险因素进行分级；按风险因素的不同级别，制订不同的费率标准。

（二）降低慢性病发病率及其并发症发病率

哈佛大学公共卫生学院疾病预防中心的研究表明，通过有效地改善生活方

式，80%的心脏病与糖尿病、70%的脑卒中及50%的癌症是可以避免的，个人的不健康因素是可以控制并降低的。因此，通过主动为客户提供健康促进、预防保健、康复指导等专业化的多种健康管理服务，可以增强客户的健康意识，减少或降低其健康危险因素的影响；同时建立健康的生活方式，提高防病能力，可从根本上降低疾病发病率和并发症的发生率。

（三）有效地降低医疗费用

近年来，由于健康评价及健康管理技术的发展，使得尽早鉴别高危人群的目标得以实现，使健康保险由事后管理向事前、事中管理转变，因而可以有的放矢地进行早期的预防控制，减少投保人患病风险。保险公司一般是从投保费用中支付健康管理的费用。这种办法对于投保人，提高了个人的健康水平，减少了患病的风险；对于保险行业，有效地减少了医疗费用的支出，提高了客户的满意度，对于促进销售、提供服务、控制风险、增加盈利都具有重要意义，可以取得受保人、单位和保险公司"三赢"的良好效益。

（四）有利于改善医患关系

从重视单纯治疗向防治结合转变，提高了患者的主动性，使患者尊重医生，尊重医生的劳动，积极与医生配合治疗疾病，身心健康得到更大的保障。加强医患互动，使医生与患者彼此更加理解、尊重、信任，从而改善医患关系，有利于控制道德风险和医疗资源过度消费。

总之，健康管理不仅可以减少参保者的疾病发病机会，而且保险公司也可以降低赔付率，降低保险公司的经营风险。因此在健康保险中实施健康管理具有重要的意义。

三、需求管理与健康保险

需求管理是健康管理的基本策略之一，包括自我保健服务和人群就诊分流服务，帮助人们更好地运用医疗服务和进行自我保健。

许多昂贵的医疗服务在临床上实际是没有必要的。需求管理可以帮助个体减少这些浪费。健康管理师通过电话、互联网等方式来指导个体正确选择医疗服务来满足自己的健康需求。因此，需求管理实质是通过帮助健康消费者维护自身健康和寻求恰当的卫生服务，控制医疗成本，促进医疗资源的合理利用。

（一）需求管理的影响因素

需求是从经济学价值观念出发，指在一定时期内、一定价格水平上人们愿意而且有能力购买的服务量。以下四种因素影响人们的医疗消费需求。

1. 患病率

患病率反映了人群中疾病的发生水平，可以影响卫生服务水平，也可以影响卫生服务需求。

2. 感知到的需求

反映个人对疾病重要性的看法及是否需要寻求医疗服务。个人感知到的需求是影响卫生服务利用的最重要的因素。影响人们感知到的需要的因素主要包括：个人关于疾病危险和卫生服务益处的知识，个人感知到的推荐疗法的疗效，个人评估疾病问题的能力，个人感知到的疾病的严重性，个人独立处理疾病问题的能力及个人对自己处理好疾病问题的信心。

3. 患者偏好

强调患者在医疗服务决策中的重要作用。患者可以与医生共同对选择治疗方法的种类负责，医生的职责是帮患者了解这种治疗的益处和风险。

4. 健康因素以外的动机

一些健康因素以外的动机也会影响需求，如个人请病假的能力、残疾补贴、保险中的自付比例、疾病补助等都能影响人们寻求医疗服务的决定。

（二）需求管理在健康保险中的应用

1. 需求管理在健康保险中的形式

在我国当前的医疗大环境下，由于许多客观原因，可能导致一些不必要的医疗费用的产生。当人们购买了商业健康保险时，保险公司会根据保费的多少提供相应的服务，这样不仅可以减少不必要的医疗资源浪费，而且可以降低赔付率。

需求管理在健康保险中的形式多种多样，如对参保人员开展预约挂号服务，对参保人员开展就诊陪同服务，对参保人员进行就医指导，为参保人员安排专家咨询，为参保人员预留住院床位、探望住院参保人员，为参保人员代办出院手续。需求管理具体分为发病前的健康管理和发病后的健康管理。

（1）发病前的健康管理。主要是对人群进行健康教育，实行健康干预。商业保险公司可以通过发放健康教育手册、举办健康教育讲座、提供合理的健康生活方式等手段进行需求管理。如南京市鼓楼区卫生局与东南大学公共卫生学院合作开展了社区慢性病复合式干预工程——"粗粮馒头"行动计划，对南京某区3000名45岁以上的中老年人体检后，发现这些人群中，高血压的患病率竟达44.3%，血脂异常率、糖尿病的患病率也都分别高达50.12%和8.7%，其中又以"三高"（高血压、高血脂、高血糖）患者为主。

慢性非传染性疾病如心脑血管疾病、癌症、内分泌系统疾病及精神疾病都可以提前进行健康干预，从而降低发病率。保险公司可以参与到类似的活动中，为他们提供后续的服务，对他们产生的医疗费用进行理赔。

（2）发病后的健康管理。主要是通过在制订保险合同时规范条款来制约高额医疗费用的产生。制度管理的执行力具有合法性。在健康保险中，通过限制用药、规定限额门诊、指定定点医疗医院、使用专用病历等方式对人群的医疗需求进行约束。比如金水宝，只具有保健作用，很多人认为该药能治百病，而金水宝价格比较贵，在社会医疗保险中是限制用药，只有慢性肾炎、恶性肿瘤、肺衰竭的患者才可使用金水宝。健康管理通过对药品的限制，控制了不必要的药费的产生。如在企业补充医疗健康保险中，必要时需要限制每日的医疗费用，规定急性病3天药量，一般性疾病7天药量，并且规定必须在二级以上医院就诊，这些条款的约束有效地控制了医疗费用的发生。

2. 需求管理在健康保险中的意义

人群对健康管理的需求是非常大的，在目前健康管理并没有普及的时候，商业保险公司提供的健康保险产品无形中起到了管理医疗费用的作用。健康保险的介入能使需求管理得到科学、合理、有序的发展。

人群对医疗保健服务的渴望是无限的，健康保险能把可能发生的无限需求转变为有限需求，避免了不必要的浪费。这样不仅能提高人群的身体素质，达到全民健康的目的，更能扩大健康保险的规模。以盈利为目的的商业保险公司，降低风险、提高收益率是首要任务，需求管理应用于健康保险的迫切性由此可见。需求管理能促进健康保险的发展，健康保险也能制约健康管理的运作。

四、群体健康管理与健康保险

（一）群体健康管理的方法

在进行群体健康管理时，可以采用以下方法：健康维护组织优先选择提供者组织、选择专有提供者组织、定点服务计划、按人头包干、按项目付费、按日给付。

（二）群体健康管理在健康保险中的形式

针对不同的人群，健康保险可以设计不同类型的产品来适应人群的需求。地域不同、年龄不同、工作类型不同、性别不同的人群对健康管理的需求也有所不同。

1. 城市和农村人群的健康管理区别

城市人群更多地需要健康的生活方式，还有对意外保险的需求。健康保险针对这些需求可以为城市居民进行健康干预，以预防为主，减少慢性病和灾难性疾病的发生。除了医疗方面的健康促进，还能帮助他们建立健康的生活习惯，培养良好的生活习性，减少疾病的发生。

农村人群中更多的人是发生恶性肿瘤。扬州农民参加的健康保险，主要是针对农民住院产生的费用进行理赔，同时还能帮助农民了解更多的医学常识，进行健康教育，及早发现潜在的风险，减少日后医疗服务的需求。在保险公司的赔付中，住院赔付的比例通常很高。通过对群体进行健康管理，能有效降低医疗成本，避免医疗服务的浪费，从而降低健康保险的赔付率。

2. 一般工作类型人群与特殊工作人群的健康管理区别

保险公司所承保的有个体也有单位，职业类别不同的人群，费率有所不同。例如普通办公室的白领，患病风险低，但是长期坐办公室容易患上颈椎病等慢性病；文教系统的被保人群由于职业原因会导致静脉曲张等职业病；公安、船厂等高危险性的工种，意外和工伤的发病率很高，他们对于意外保险的需求更多。健康保险公司针对不同工作类型的人群的需求，制订不同的保险产品，有所侧重地提供理赔服务，使保险理赔做到有的放矢。

3. 年龄和性别不同的人群的健康管理区别

在一般人寿保险中，带病投保的人群和60周岁以上老年人都属于免责范围，而在健康保险中，这类人群都能参保。0~18岁未成年人多发支气管炎、哮喘等常见疾病，还有新生儿的先天性疾病，这类疾病一旦发生，会产生高额的医疗费用。单位购买的企业补充医疗保险是承担这类责任的。专业的理赔人员会提供合理建议，推荐合适的医疗服务机构和医生帮助其尽早康复。中老年人对慢性病和恶性疾病的健康管理需求更为强烈，要对中老年人进行合理的健康宣传，并引导他们合理饮食。健康生活能提高人群身体素质，减少医疗支出，控制保险金的赔付。

（三）对于健康保险的发展建议

从健康保险的发展来看，专业健康保险公司必须实现"健康管理+健康保险"一体化，体现出专业健康保险的特色。

1. 政府政策

建议中国保监会将健康管理费用直接纳入保险费计算，以鼓励专业健康保险公司的发展；建议专业健康保险公司的险种设计中明确包括健康管理手段；对专业健康保险公司提供特色险种保护；对健康保险产品进行健康管理手段的初步规范，统一基本内容与服务标准。

2. 专业健康保险公司

（1）产品创新。开发具有特色健康管理服务的保险产品。目前商业健康保险险种已经超过300个，但这些产品并无实质性的差别，主要是住院医疗费用补偿性保险和住院津贴类保险。健康保险产品开发必须结合健康管理。例如，某专业健康保险公司新推出的肝疾病保险，承保人群范围扩大到肝病患者，大、小三阳患者都可以参保，保险责任就是肝癌或肝硬化，及与肝疾病相对应的健康管理服务，包括健康人群的管理、肝病人群的中医特色技术治疗。以提高群体的生存质量。这就属于产品创新。类似的产品创新既能满足市场的需求，又能为探索专业健康保险发展之路提供参考。

（2）管理创新。完善健康保险经营服务体系。在美国等健康保险业发达的国家，保险公司为客户提供的服务不仅仅是理赔服务，还包括预防保健、年度体检、门诊、住院和康复等多种服务项目的健康管理服务，并重视和鼓励客户保持健康的身体，以减少医疗费用的支出。这正是健康管理运用于商业健康保险的一种体现。借鉴这种模式，保险公司可以通过自建或股权方式，建设与健康保险紧密一体的健康管理机构，推出与保险产品相配套的健康管理技术与服务。如某专业健康保险公司，实行"健康管理、健康文化、健康保险"三位一体，在一个大的产业集团下成立地位相同的三个公司——健康管理公司、健康保险公司、健康文化公司。健康保险公司提供保险产品开发与销售，健康管理公司提供健康管理技术（中医特色健康保障服务模式，推行"治未病"理念，以中医技术为主，中西医结合）。这样的组织机构与管理模式，可以有效地将健康管理与健康保险相结合，真正实现"健康管理+健康保险"。

（3）技术创新。完善健康保险风险控制体系。风险控制是保险公司盈利能力的重要保证。和寿险核保不同，健康保险核保更为关注被保险人的健康状况；对于疾病保险，还要对特定的疾病进行审查。另外，投保人的信用状况、生活习惯、家庭病史等也是重要的核保因素。可以说，对道德风险的防范难度是比较大的。

（4）技术创新。健康保险公司要开发自己特有的健康管理技术，这是保险公司的核心竞争力。如某专业健康保险公司，其特色服务技术包括中医体检、建立客户个人健康信息库、中医专家咨询讲座、体质调理食品等一系列的健康服务与产品。这不仅有利于保险公司全面了解和掌握客户的详细健康状况，帮助客户降低疾病风险，也能有效降低客户道德风险。保险公司应当加大技术创新力度，运用健康管理手段，加强对健康保险经营风险的事前和事中监控。

第十三章　健康管理中的伦理问题

由于健康管理是个新兴的行业，其服务模式等方面的研究还不是很成熟，与此相关的伦理学探讨还没有充分展开。本章介绍健康管理过程中涉及的伦理问题。

第一节　健康管理师职业道德

健康管理师虽然不是传统意义上的医务工作者，却是广义的卫生保健人员。健康管理师与其服务对象之间的关系和传统的医患关系有相似之处。本节主要论述健康管理师与服务对象之间的关系和基于此提出的健康管理师的道德权利和义务。

一、健康管理的伦理关系

健康管理师的服务对象，可能是个体，也可能是群体。他们可能是患者、健康人，或处于亚健康状态的人。与传统的患者就医后便建立了医患关系不同，健康管理师与其服务对象之间的关系，可能是健康管理师主动建立的，也可能是服务对象主动建立的。健康管理师与其服务对象之间的关系可以说是传统的医患关系的扩展。这种关系具有以下四个特点：

（1）健康管理师和服务对象之间信息不对称。正如医生和患者之间存在信息不对称，使得患者在医患关系中往往处于依赖性和弱势的地位。健康管理师通过专门的学习和训练获得专业的知识和技能，而大多数服务对象通常并没有掌握这类专业的知识和技能。即使有少数人拥有一定的健康保健知识，也不如健康管理师掌握得那么全面和系统。因此，健康管理师和服务对象之间存在严重的信息不对称，而信息的不对称客观上使服务对象处于需要帮助的地位，完全或部分地依赖健康管理师，而健康管理师则处于主导地位。

（2）健康管理师和其服务对象之间是一种平等、尊重与被尊重的关系。

（3）健康管理师和其服务对象之间是一种信托关系。

（4）健康管理师和其服务对象之间有部分契约关系的成分。

二、健康管理师的职业道德

权利和义务既是一个法律概念，也是一个伦理概念。法律上的权利和义务概念以法定的权利和义务为依据，伦理上的权利和义务概念以道德上的权利、义务为根据。

本节所阐述的道德权利和义务，有的有法律基础，有的只是伦理学层面的探讨。不管是法律还是伦理层面的，都要求权利和义务有根据、有理由，也就是能够得到道德上的辩护，使它令人信服。

权利有很多具体的内容，如生存权、发展权、自治权、生命健康权、工作权、受教育权、休息权、民主自由权等。这里主要探讨与健康管理活动相关的权利和义务。

（一）健康管理师的道德权利

权利义务关系具有双向的性质，虽然不能完全对应，但服务对象的权利一般就是健康管理师的义务，反之亦然。

从健康管理师的角度，其道德权利包括：有被服务对象尊重的权利；按照国家对此职业赋予的职业权利，了解和收集与服务对象健康管理相关的信息；有参加培训和进修的权利；享有劳动保护的权利；获得与自己工作相应的报酬的权利和向相关部门提出建议的权利等。

从服务对象的角度，他们也承担相应的义务，包括如实地向健康管理师告知相关信息；在健康管理师的指导下做出负责任的决定；关心自己的病情（健康）风险对他人和社会的影响，尤其是传染病患者有义务了解传播的途径，采取措施防止疾病进一步传播；遵守与健康管理师共同制订的健康干预计划，与健康管理师合作，共同对抗健康风险；有义务努力改变一些不健康的、危险的行为，如吸毒、吸烟等；尊重健康管理师的劳动等。

（二）健康管理师的道德义务

健康管理师的道德义务包括：维持自己专业的服务能力；置服务对象的利益

于自己的利益之上；告知与服务对象相关的监测信息、健康状况的评估结果等；与服务对象共同制订干预计划和措施；尊重服务对象的人格和深思熟虑后做出的决定；进行健康教育和宣传，并为相关政策的制定和修订提出建议；对因健康管理服务工作获得的与服务对象相关的个人信息，给予保密。

关于保密的义务，具体包括：健康管理师有责任向个人或群体说明健康管理工作的相关保密原则及应用这一原则时的限度；在健康管理工作中，一旦发现个人或群体有危害自身或他人的情况，必须采取必要的措施，防止意外事件发生（必要时通知有关部门或家属），应将有关保密的信息限制在规定的范围之内；健康管理工作中的有关信息，包括个案记录、检查资料、信件、录音、录像和其他资料，均属专业信息，应在严格保密的情况下进行保存，不得泄露；健康管理师只有在个体同意的情况下才能对健康管理工作或危险因素干预过程进行录音、录像。

从服务对象的角度看，他们享有如下的道德权利：在接受健康管理服务的过程中，服务对象享有被尊重的权利；有权获得完整的关于自身健康的相关信息；有权获得与自己相关的健康风险因素评价结果；有权拒绝健康管理师提出的健康干预计划，并有权知道拒绝干预之后的后果；有权自主决定，不受他人干扰；有权要求对自己和健康管理师的谈话和记录等健康信息和隐私保密；有权得到考虑全面的、周到的咨询和健康管理服务等。

第二节 健康管理伦理价值

伦理学核心价值是指被人们普遍接受的，一个好的伦理观念，既包括人们的行为动机，也包括对行为的规范等，如公平、善良、团结互助等。伦理学基本原则是指一些普遍性的价值判断，这些判断可以作为论证许多伦理规范及评估人类活动的基本依据。1979年美国卫生教育福利部颁发了《贝尔蒙报告：保护人类受试者的伦理原则与准则》，提出了三项基本的伦理原则，即尊重人（Respect for Person）、有利（Beneficence）及公正（Justice）。虽然这个报告的直接目的是保护参与生物医学研究的人类受试者，但其所能提出的伦理原则对医学、生命伦理学及其他研究领域也具有广泛的指导意义。

一、不伤害

希波克拉底誓言中的"不伤害"早已成为医学伦理的基本原则，是指在道德上负有不给人造成伤害的义务。这是卫生保健人员应该秉持的最基本原则，是一个道德底线。不伤害是一个消极义务，它是以否定、禁止的语气要求人们不要伤害他人。不伤害原则具体可表述为：不要杀人，不要造成疼痛和痛苦，不要使他人丧失身体功能，不要侵犯他人，不要剥夺他人好的生活等。

伤害在生物医学上是指身体上的伤害，包括疼痛、痛苦、残疾和死亡，精神上的伤害及其他损害，如经济损失。不伤害的义务包括消除有意的伤害或减少伤害的风险。风险是指可能发生的伤害，而伤害则是实际发生的伤害。如截肢后可能发生血栓，这是风险；而失掉一条腿则是伤害。有意伤害则是侵犯人权，在根本上是不符合伦理道德要求的。而伤害风险则可能是客观存在的。这就要求卫生保健人员包括健康管理师努力减少其医疗（健康）咨询等干预行为对当事人可能造成的伤害。

二、有利

有利原则，也称为仁爱原则，它是指在积极的意义上负有促进他人的健康与福利的义务。有利原则是不伤害原则的肯定、积极的一面，要求行动者采取积极的措施来帮助他人，而不是单纯地不去伤害他人。这种积极的义务包括：阻止伤害与恶的发生、消除伤害与恶、做好事等。健康风险评估是健康管理师的核心工作职能之一，风险评估中最重要的一项是权衡风险受益比，也就是权衡利害得失，分析风险或受益比是否可以接受，是否符合有利原则。

不伤害原则与有利原则的区别体现在以下几点：

（1）不伤害是消极义务，而有利是积极义务。

（2）不伤害原则要求每个人必须不偏不倚地遵守，相当于一个可普遍化的原则，而有利原则并不要求如此。

（3）不伤害原则为法律禁止某些特定的行为提供了道德理由，而有利原则更像是不完善义务。比如，当自费患者交不起医疗费时，如果医生行善替患者付费，这种行为当然是利他的，但这不能作为医生的义务。但是道德却要求每个医生都不能够在行医时故意伤害患者，在紧急情况下不能见死不救。

三、尊重

尊重，在医学、生命伦理领域已经成为一个基本的原则，其本质意义是指尊重一个人的自主性。尊重人意味着我们要把一个人当成人来看待，按照哲学家康德的说法，要把人当目的来看待，而不仅仅是手段。把尊重人当成尊重自主性，这意味着把自主性看成是人的本质，或者说是人的本质要素。

从尊重人到尊重自主性，是指哲学概念从抽象走向相对具体的转化。自主性是指，一个人能够就个人目标进行深思熟虑并且有能力在这种思考之下做出决策和行事。这里有两层意思：一是这个概念预设了人是理性的存在者，二是要尊重个人理性地深思熟虑之后的意见和选择。拥有自主性的人能够思考和选择自己的人生计划，并且根据这种计划来采取行动。自主性就是指他（她）的独立性、自力更生和独立做出决定的能力。一般来说，他人无权干涉一个理性的人做出的决定，但也不排除此决定对自己或他人的生命安全造成威胁时，他的自主性可能不能得到尊重。一般需要具体案例具体分析。

四、公正

公正原则在伦理学上也称作正义原则。把什么样的状况看成是公正的、符合正义原则的，反映了人们关于公正的价值观。公正有很多其他的概念术语，这些术语常相互替代，它们是"公平""平等""正义"。公正这个概念与"应得赏罚"有关联，尽管不同的人对于什么是"应得"有不同的理解。公正还有分配公正、回报公正、程序公正之分。

分配公正是指分配给一个人他所应得的东西，也就是说要在受益和负担之间进行适当的分配，保证人们的付出和所得有所对应。

回报公正实际上是指"来而不往非礼也"和"知恩不抱非君子也"。例如，在社区中进行 DNA 样本调查研究，样本提供者们做出了贡献，研究者应当给他们以适当的回报。

程序公正要求建立特定的操作程序，将它平等地应用于所有人，也就是说要用同样的程序规则一视同仁地对待所有的对象。本章主要谈论与健康管理事业相关的分配公正（正义）。

五、协调利益冲突

现代健康管理的出现是时代发展的需要，其与生产力和人力资源观念的演变密切相关，也与企业提高生产力的初衷密不可分。健康管理的兴起是由于市场的需要和人类知识的积累，老龄化、急性传染病和慢性病的双重负担及环境恶化导致医疗卫生需求不断增长。有研究发现，员工的工作效率和健康密切相关。因健康问题造成的生产效率下降已经威胁到一个国家的经济和发展。健康既是人类美好生活的目的，也是手段。

但如果一个雇主只把员工的健康当作其企业竞争力的手段，当健康管理师代表企业为个体和群体的服务对象进行健康管理服务时，可能会发生企业的利益与员工利益的冲突。作为健康管理师，需明确服务对象的利益是其最根本的义务，而非企业的经济效益。

六、保护隐私

作为从事对人群或个人健康和疾病进行监测、分析、评估以及健康维护和健康促进的专业人员，其服务的一个特点就是尽可能多地了解服务对象的信息，并进行全程管理。以健康调查为例，既需要生物学调查（年龄、体重、血、尿）、个人医学史调查（家族病史、过去病史、预防接种情况、生长发育史、婚姻生育史）、行为习惯及生活方式调查（吸烟、饮酒、运动、饮食、睡眠等）、心理因素（个性、情绪、压力、紧张度等）调查，也需要了解社会环境因素（工作性质、居住条件、经济收入、家庭关系等）、医疗服务水平（当地社会保障水平、个人健康意识、医疗投资及医疗技术水平）等若干信息，其中含有大量的个人信息。

七、团结合作，共同参与

健康管理就是为个体和群体（包括政府）提供有针对性的科学健康信息，并创造条件采取行动来改善健康状况，它需要全面提高社会的认识，营造良好的健康管理文化氛围。健康管理事业的蓬勃发展，一方面要有完善的法律制度保障，即政府的支持，也需要企业、学校等机构的投入，以及民众对健康管理理念的心理认同。

以美国为例，政府重视与健康管理相关的组织建立合作伙伴关系，也特别强调公众的参与。从政府到社区、学术界、企业界、医疗保险和医疗服务机构、健康管理组织、雇主、员工、患者、医务人员，人人都参与健康管理，并通过不同的合作项目，让政府机构、协会、学校、研究机构及其他非政府组织都参与进来，共同监督和促进健康管理的发展。

八、诚信

现在不是缺乏信息的时代，而是虚假信息充斥的时代。健康管理作为一个国家认可的行业，如何维护行业的专业水准，其中一个重要的使命就是提供正确有效的健康信息，帮助服务对象分辨真假信息，提高有针对性的指导和咨询。

评估服务对象的健康状况，评估共同制订的干预措施等是否有效，是健康管理师的常规工作之一。但在实施干预的过程中，健康管理师应该是一个协调者和倡导者，而不是具体干预行为的执行者。作为健康管理师，应该秉持预防为主的理念，并着力进行健康咨询和指导，这才是健康管理行业的本色和亮点。

总之，作为一个新兴行业，健康管理一方面为提高我国国民健康带来新的管理理念和实践，另一方面在实践中需要得到政府、百姓和学术界更多的支持、关注和研究，以在行业发展和规范上逐步提高和完善。

参考文献

［1］Schwerha J. Good health is good business ［J］. Journal of Occupational and Environmental Medicine，2006，48（5）：533–537.

［2］Tom L. Beauchamp & James F. Childress. Principles of BiomedicalEthics ［M］. fifth edition，Oxford University Press，2001.

［3］陈君石，黄建始．健康管理师 ［M］. 北京：中国协和医科大学出版社，2007.

［4］傅华，等．预防医学（第4版）［M］. 北京：人民卫生出版社，2003.

［5］彭聃龄．普通心理学（第4版）［M］. 北京：北京师范大学出版社，2012.

［6］孙长颢．营养与食品卫生学（第7版）［M］. 北京：人民卫生出版社，2012.

［7］王陇德，等．健康管理师基础知识 ［M］. 北京：人民卫生出版社，2013.

［8］王培玉．健康管理学 ［M］. 北京：北京大学医学出版社，2012.